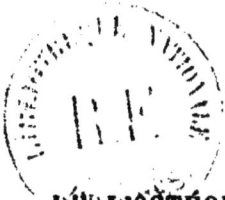

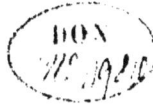

DE L'OSTÉOMYÉLITE DES OS PLATS DU CRANE

CONSÉCUTIVE

AUX OTITES ET SINUSITES SUPPURÉES

DE L'OSTÉOMYÉLITE DES OS PLATS DU CRANE

CONSÉCUTIVE

AUX OTITES ET SINUSITES SUPPURÉES

Par le Dʳ GUISEZ,

ancien interne des hôpitaux de Paris,
chef des travaux d'oto-laryngologie à la clinique chirurgicale
de l'Hôtel-Dieu.

Si Lannelongue[1] en 1878 et 1879 a établi que les différentes affections des os décrites autrefois sous les noms d'*ostéite*, de *périostite diffuse*, de *nécrose osseuse*, sont les manifestations d'un seul et·même mode anatomo-pathologique, l'*ostéomyélite*, et si Pasteur[2] ensuite, en 1880, a démontré, grâce à l'analyse bactériologique, et à la découverte de microbes spécifiques, qu'il s'agissait là d'une maladie infectieuse microbienne, ce n'est qu'assez tardivement que l'attention a été attirée par la localisation de l'ostéomyélite sur les os plats du crâne.

C'est en Allemagne, Kuster[3], Bergmann[4], et en France,

1. LANNELONGUE, *De l'ostéomyélite aiguë.* Paris, 1879.
2. PASTEUR, Académie de médecine, mai 1881.
3. KUSTER, *Ein chir. Tri.*, 1876.
4. V. BERGMANN, *Deuts. chir.* Stuggart, 1880.

Lannelongue, qui étudient les premiers l'ostéomyélite des os plats du crâne.

Dans une thèse, inspirée à Jaymes[1], 1888, par Lannelongue, on en trouve une bonne description.

Viennent ensuite un travail de Gérard Marchant et son article dans le *Traité de chirurgie* de Duplay et Reclus.

Tous ces auteurs font de l'ostéomyélite des os plats une affection d'ordre général analogue à celles des os longs.

Mais nulle part, jusqu'alors, on ne trouve décrite cette affection comme *complication des otites ou des sinusites*. Aucun traité classique n'en fait mention. Et cependant si l'on compulse les observations publiées jusqu'à cette époque et réunies dans la thèse de Jaymes, on voit que sur ses 15 observations d'ostéomyélite 5 se rapportent à l'ostéomyélite du temporal survenue au décours de l'otorrhée sans que l'auteur ait établi aucun lien de cause à effet entre les deux affections. La scrofule est incriminée par lui, pour expliquer l'otorrhée coexistant avec l'ostéomyélite.

C'est Panzat[2] (1893), nous a-t-il semblé, qui, le premier en France, dans un mémoire très documenté, a décrit l'ostéomyélite du temporal comme complication des otorrhées. Il s'appuie sur plusieurs observations où, néanmoins, il confond trop l'ostéite mastoïdienne et l'ostéomyélite de l'écaille du temporal.

Mignon[3], dans son livre sur les complications des otites, décrit l'ostéomyélite du temporal avec propagation aux os voisins. Il insiste, avec juste raison, sur la gravité d'une pareille complication.

G. Laurens, dans plusieurs observations, relate des cas d'ostéomyélite de la voûte, et dans l'une d'elles, publiée au Congrès de Paris 1900, il a très bien montré le rôle des vaisseaux diploétiques dans la diffusion du processus.

1. JAYMES, Thèse de Paris, 1887.
2. *Annales de laryngologie*, septembre 1893.
3. MIGNON, *Complications des otites moyennes* (Doin, 1898).

Entre temps, Fischer, en Allemagne[1], décrit magistrale-ment l'*ostéomyélite purulente traumatique* des os du crâne.

Mais c'est Schilling[2] qui tout récemment a fait le premier travail sur l'ostéomyélite des os plats du crâne consécutive aux suppurations de l'oreille et du sinus frontal, et qui lui a donné une place dans les complications de ces affections[3]. Il en cite neuf observations.

Puis Luc[4], dans une note bibliographique, analyse le travail de Schilling, y ajoutant quelques observations per-sonnelles et celles de Richardson et de Tilley.

En novembre 1905, nous-même avons publié deux obser-vations dans les *Archives de laryngologie*[5], dont l'une cons-titue un type de forme diffuse. — Actuellement (mars 1906), nous observons une malade qui, opérée pour une mastoïdite avec extension à l'écaille du temporal, présente une grande tendance à la diffusion et pour laquelle nous avons dû inter-venir de nouveau, l'ostéite s'étant étendue dans la profon-deur vers le rocher et en arrière vers l'occipital.

Étiologie.

On ne retrouve pas, à propos de l'ostéomyélite des os plats du crâne, cette prédisposition que présente le *sexe* fort pour l'ostéomyélite des os longs, et, dans les cas réunis jusqu'à présent, il semble au contraire que le *sexe féminin* y soit plus sujet sans qu'on puisse voir là autre chose qu'une simple coïncidence.

En compulsant les faits que nous avons pu rassembler, le tout jeune âge paraît quelquefois exposé à cette complication,

1. *Zeits. f. chir.*, 1900, Band LVI, S. 100.
2. Schilling, *Zeits. f. Ohrenheilk.*, décembre 1904.
3. Schilling, *Zeits. f. Ohrenheilk.*, Wiesbaden, décembre 1904.
4. Luc, *Annales de laryngologie*, mai 1905.
5. Guisez, Deux cas d'ostéomyélite des os plats du crâne consécutifs aux suppurations de l'oreille (*Archiv. de laryngol.*, nov. 1905).

et les faits de Schilling, Luc, Laurens concernent des jeunes sujets. On retrouve chez eux cette facilité à l'inflammation des os qui constitue l'ostéomyélite des adolescents.

Dans quelques observations ce sont des vieillards (soixante-six ans, cinquante-huit ans), mais dans la majeure partie des cas, ce sont *des sujets voisins de l'âge adulte*, de quinze à vingt-cinq ans (faits de Luc, Schilling, Panzat).

Les *maladies antérieures* peuvent être incriminées surtout comme cause de l'otite et de la sinusite. Cependant, certaines d'entre elles, par les lésions profondes qu'elles déterminent du côté de la muqueuse et des parois osseuses de la caisse et des sinus, semblent préparer le champ à l'éclosion de l'ostéomyélite.

On sait que la *grippe,* dans certaines épidémies, se complique d'otites à formes particulièrement graves.

Dans la *scarlatine*, les otites peuvent affecter des modalités différentes, suivant le moment où elles se développent (Le Marc'Hadour) [1]. Celles de la période de début, en rapport avec la gravité de l'origine, affectent une allure particulièrement grave. Elles se compliquent de lésions profondes de la caisse avec destruction du tympan. Celles du déclin, dues vraisemblablement à des suppurations et à des infections secondaires, sont bénignes et guérissent spontanément.

Citons encore, au nombre des causes prédisposantes, toutes les causes d'*affaiblissement* et de *mauvais état général* : l'albuminurie et le diabète (obs. I), le surmenage physique, certains états dyscrasiques qui font que les sujets sont au-dessous de la réparation de leur plaie ; les conditions physiologiques et l'alimentation défectueuses, l'influence débilitante des fièvres graves, et la prédisposition que crée toute convalescence pour le développement des affections osseuses.

L'ostéomyélite des os du crâne survient-elle au décours *des suppurations aiguës ou chroniques* de l'oreille ou du

1. LE MARC'HADOUR, Société de pédiatrie, 18 novembre 1902.

sinus? En lisant attentivement les différents cas publiés, on peut dire que, pour ce qui est de l'oreille, c'est au cours des affections chroniques que cette complication se déclare.

Les foyers d'ostéite qui se développent alors peuvent dépasser la mastoïde et répandre l'infection dans le temporal et les os voisins. Les poussées aiguës au cours des affections chroniques, qui *se réchauffent* sous des influences diverses, rétention ou poussées rhino-pharyngées, semblent en particulier amener cette complication.

Lorsqu'il y a mastoïdite et que le diagnostic n'est pas fait très rapidement, que l'intervention est différée pendant plusieurs semaines, des mois même (exemple : obs. personnelle), le pus peut, des cellules, gagner le diploé temporal. Enfin, et en particulier chez les jeunes sujets, on peut l'observer dans les formes nécrosantes d'emblée.

C'est également dans les formes chroniques de sinusite frontale que l'on observera la diffusion dans les os voisins. Les crises de rétention la favorisent certainement, et dans quatre des observations l'arrêt de l'écoulement avec douleurs frontales précède le début des accidents.

En réalité, il n'est pas toujours aisé de savoir si l'on a affaire à une affection aiguë ou chronique réchauffée. On sait combien les sinusites sont latentes et combien les otites suppurées sont méconnues pendant longtemps.

Étant donné le rôle de la rétention dans la genèse des accidents, on voit que l'on peut compter comme causes : les polypes de l'oreille, une paracentèse insuffisante, les polypes des fosses nasales (cas de Knapp[1], où un énorme polype nasal obstruait le nez et dilatait ses parois), une opération incomplète : une trépanation du frontal sans curetage ethmoïdal, un curage incomplet des prolongements sinusaux.

Le traumatisme opératoire peut être incriminé dans certains cas. Opérant en milieu septique, on amène la pénétration

[1]. *Archiv. of otology,* 1903, XXXII, n° 3.

des germes dans le diploé grâce à la rugination et à la trépanation des os.

Dans les polysinusites, une intervention sur l'un d'eux, sur le maxillaire en particulier dans le cas de sinusite fronto-maxillaire (cas de Thomson, Claoué, obs. XXIV), le frontal dans le cas de sinusite frontale double (Saint-Clair Thomson, obs. XXIII), peut avoir pour résultat une résorption septique au niveau du sinus non opéré et déterminer des phénomènes d'ostéomyélite.

Pour l'oreille surtout, un évidement mastoïdien incomplet et l'oubli de quelques cellules aberrantes remplies de pus et de fongosités déterminent la contamination du diploé voisin.

Enfin, dans certains cas, l'opération a été pratiquée le plus largement possible, n'ayant oublié aucune cellule ni aucun recessus, mais la contamination du diploé était déjà faite avant l'intervention.

C'est, du reste, presque uniquement lorsque l'on opère à chaud, lorsque l'on a la main forcée dans les affections aiguës ou dans les poussées aiguës au cours des affections chroniques, que l'ostéomyélite se développe comme complication de l'acte opératoire.

Bactériologie. — Il est très difficile d'établir, étant donné le peu d'examens bactériologiques qui ont été pratiqués, si certaines bactéries plus que d'autres peuvent être la cause de la diffusion du processus à travers le diploé. On peut dire néanmoins que, de même que pour les os longs, une seule espèce microbienne ne peut pas être incriminée. On a rencontré du staphylocoque doré (Luc), streptocoque (Luc, Claoué, Laurens), pneumocoque (Luc, Grunert).

L'oreille moyenne et les sinus sont, en effet, en communication directe, soit avec les fosses nasales ou leur arrière-cavité, où pullulent les microbes de toutes sortes, et en particulier ceux de l'ostéomyélite.

D'après Stanculéanu et Baup[1], Grunert, dans les sinusites d'origine nasale, les microbes pathogènes sont le staphylocoque, le streptocoque, le pneumocoque. De même, des microbes analogues sont la cause de la suppuration de l'oreille. Le pneumocoque est rare dans les otites et les sinusites. Lorsqu'il existe, il donne aux affections une grande bénignité.

Chipault, l'un des premiers, dans une observation de 1898, a trouvé du streptocoque dans le pus d'une ostéomyélite du temporal, et il rapporte que l'affection prit rapidement une tournure très grave. Il en est de même des cas rapportés par Panzat. Et dans des cas bien observés de Luc (obs. XI), Claoué (obs. XXIV), Tilley (obs. VII), où les foyers se propagèrent et persistèrent malgré de multiples interventions, il s'agissait de streptocoques.

Au contraire, dans les cas facilement curables et en particulier dans le cas cité par Luc, où l'infection put être radicalement enrayée par une intervention poussée jusqu'à la cavité sous-arachnoïdienne et où on ne nota qu'un seul abcès à distance, sous-périosté, on ne constata que du staphylocoque dans le pus (obs. XXII). Quoi qu'il en soit, le staphylocoque doit être très rare dans l'ostéomyélite, étant exceptionnellement la cause de la mastoïdite et de la sinusite. Tellement que Leutert se demande, basant son examen sur un grand nombre d'abcès mastoïdiens, si dans ce cas il ne s'agit pas d'une infection secondaire compliquant l'infection primitive.

Mais si la spécificité de tel ou tel microbe doit entrer en ligne de compte, le caractère épidémique, le terrain sur lequel il est greffé, la résistance plus ou moins grande du sujet suivant l'état pathologique antérieur, ont une grande importance dans le développement et la diffusion du processus.

1. STANCULÉANU et BAUP, *Archiv. des mal. du larynx*, 1900.

Fréquence. — Si l'on en juge d'après les différents travaux publiés jusqu'à ce jour de Frendel, Lannelongue, Jaymes, Gérard Marchant concernant l'ostéomyélite des os plats du crâne, tant essentielle ou traumatique qu'auriculaire et sinusale, cette affection est rare.

D'après les cas relevés par Trendel[1], basés sur 1,058 observations d'ostéomyélite, la proportion des os plats et courts à celle des os longs est de 1 : 6,6. Et parmi les maladies mentionnées premièrement, les os plats ne concernent que 3 o/o (3 fois le pariétal, 2 fois l'occipital).

La fréquence de l'ostéomyélite des os plats du crâne doit être cependant plus grande que ne le laissent entrevoir les statistiques. Comme le dit Lannelongue : « L'ostéomyélite des os plats du crâne est une affection ordinairement méconnue, et bien souvent ce n'est qu'à l'amphithéâtre ou sur la table d'autopsie que le diagnostic a été fait. »

Combien parmi ces ostéomyélites étaient d'origine auriculaire ou sinusale, cela est impossible à établir : la cause la plus fréquente de l'ostéomyélite semble avoir échappé à la plupart des auteurs jusqu'en ces derniers temps. C'est ainsi que si on lit attentivement les observations rassemblées par Jaymes dans sa thèse, on voit que dans bon nombre d'entre elles il y est fait mention d'une otite suppurée qui, mise par l'auteur sur le compte de la scrofule, doit être la cause de l'ostéomyélite.

De même qu'il y a beaucoup de méningites dont l'origine est méconnue faute d'examen des oreilles, de même l'ostéomyélite de cause auriculaire doit passer souvent inaperçue, et le nombre des observations typiques publiées jusqu'à ce jour ne dépasse guère une quinzaine.

Quoi qu'il en soit, il est assez fréquent de constater l'ostéomyélite propagée aux os voisins des cavités suppurantes. C'est ainsi que souvent, au cours des opérations mastoï-

1. TRENDEL, *Bruns. Beit. z. Klin.*, Band XLI, 1904.

diennes, on est amené à cureter un foyer dans l'écaille du temporal, dans la portion attenante de l'occipital ou du pariétal.

Mais ce qui semble plus rare, et de cette complication nous n'avons guère trouvé que neuf ou dix cas tout à fait typiques, c'est cette ostéite diffuse envahissante, si difficile à arrêter dans son évolution, atteignant rapidement tous les os d'une moitié du crâne et pouvant même passer de l'autre côté (obs. personnelle Knapp, Luc). Nous sommes cependant persuadé que l'attention étant attirée vers cette complication, le pourcentage des cas d'ostéomyélite augmentera très rapidement, et dans nombre d'observations paraissant ressortir de la méningite, de la septicopyohémie, l'ostéomyélite était en cause.

Anatomie pathologique. Pathogénie.

Les lésions que l'on observe dans cette complication sont des lésions de *panostéite*. Ce sont celles que l'on rencontre dans l'ostéomyélite avec leur prédilection pour la moelle osseuse, mais atteignant toutes les parties de l'os. Les os du crâne, avec leur richesse en tissu spongieux, présentent une structure tout à fait spéciale, éminemment propre au développement et à la diffusion du processus ostéomyélitique.

Pour bien comprendre la pathogénie et les lésions anatomo-pathologiques de cette ostéite :

1° Il nous paraît indispensable d'insister sur certaines dispositions anatomiques qui donnent aux os plats du crâne des propriétés et des réactions tout à fait spéciales ;

2° Nous verrons ensuite à quelles lésions l'ostéomyélite donne lieu ;

3° Quelle est sa porte d'entrée ;

4° Et comment elle se propage.

1. Les os plats du crâne présentent dans leur *structure*

deux lames de tissu compact séparées par du tissu spongieux. Ils appartiennent de par leur développement au
groupe des os dits de membrane.

Qu'on suppose deux couches de périoste juxtaposées par
leur surface ostéogène et on aura le schéma d'un de ces os
en voie de formation et d'accroissement.

Les premiers points osseux de ces futurs os apparaissent
dans un tissu cellulaire plus ou moins lâche composé de
faisceaux conjonctifs, diversement entre-croisés et séparés par
des éléments cellulaires jeunes. La calcification des faisceaux
conjonctifs contitue les travées osseuses qui ne tardent pas
à s'étendre en se croisant dans toutes les directions, à se ren-
contrer sous divers angles et à se souder entre elles dans leurs
lignes de contact. Il en résulte la production d'un tissu spongieux dont les aréoles communiquent entre elles et sont
remplies de moelle fœtale. Ce tissu spongieux apparaît
d'abord en un point limité, duquel il s'étend en irradiant
sous forme d'aiguilles osseuses qui se dirigent vers la circonférence de l'os, et, pénétrant dans les interstices des os voisins,
amène la production de sutures dentelées si caractéristiques
pour la voûte du crâne.

Dans les couches superficielles aussi bien internes qu'ex-
ternes, les *tables* ou tissu compact de l'os se développent par
le fait que de nombreuses couches de lamelles osseuses se
déposent à la surface interne des parois ou aréoles. L'épais-
sissement de ces parois réduit la cavité de l'alvéole à un
canal, le canal de Havers, dont la direction est parallèle à la
surface de l'os.

Le périoste externe est immédiatement sous-cutané.

Le périoste interne est représenté par la dure-mère; cette
membrane fait, en effet, exactement les fonctions de périoste
et possède les mêmes propriétés.

Dans l'ostéomyélite de ces os plats, tous les éléments
que nous venons de asser en revue, diploé, périoste externe
et périoste interne,   nent part au processus. Mais c'est

principalement au niveau du diploé que les phénomènes de suppuration se greffent et se développent. De même que dans les os longs l'ostéomyélite se cantonne plus volontiers aux extrémités diaphyso-épiphysaires, ici elle se localise dans les zones spongieuses de ces os.

Or, dans les os plats du crâne, *le diploé est développé différemment suivant les os que l'on considère*. En étudiant la répartition de ce tissu très spécial, nous aurons peut-être une explication des lois qui président à la diffusion du processus.

Le diploé est rare dans l'os frontal, et l'on peut dire qu'étant presque entièrement composé de tissu compact, les deux tables de cet os ne sont séparées que par des îlots de tissu spongieux qui disparaît tout à fait en certains points notamment au niveau des bosses orbitaires.

L'écaille du temporal est aussi formée principalement d'os compact.

Étant donnée leur pauvreté en tissu médullaire, ces deux os semblent donc *a priori* assez réfractaires au développement de l'ostéomyélite. Or, il est à remarquer qu'ils sont les plus voisins des cavités qui nous occupent.

Il semble donc qu'il y ait là une première étape assez difficile à atteindre. Il est vraisemblable même d'admettre que dans ces os c'est plutôt par l'intermédiaire du périoste, de la dure-mère, et, comme nous le verrons, par la voie vasculaire, que l'infection gagne de proche en proche et se localise au niveau de ces îlots de tissu spongieux.

Cette limite étant franchie, l'ostéite va se porter soit en haut vers le pariétal, soit en arrière vers l'occipital.

Le pariétal est, en effet, très riche en diploé; il comprend une couche épaisse de ce tissu très abondant surtout dans ses deux tiers inférieurs. Dans la partie supérieure, les deux tables de l'os ne sont plus séparées que par peu de tissu spongieux et même, en certains points, l'os devient tellement mince qu'il est presque transparent.

Dans l'occipital, le tissu spongieux est aussi très abondant, inégalement réparti, il est vrai, suivant le point de l'os que l'on considère, mais toujours très épais.

La suppuration va donc s'y étendre avec une très grande facilité si rien ne lui est opposé pour l'enrayer.

Ainsi que le mode de formation nous l'enseigne, c'est donc surtout chez l'enfant et principalement vers l'âge de huit ou dix ans que le diploé est très développé. Chez lui, en effet, les alvéoles médullaires situées entre les deux tables de l'os sont de grande taille, les tractus spongieux sont encore peu différenciés. Grâce à cette disposition, l'extension de l'infection peut se produire très rapidement. L'observation bien étudiée de Schilling concernant un tout jeune enfant chez qui le processus a gagné presque toute la calotte cranienne en moins de quelques semaines, est une démonstration de ce mode de propagation (obs. XII).

Au fur et à mesure que le sujet avance en âge, le diploé devient de plus en plus dense. Les canaux de Havers sont plus rares, les ostéoplats plus petits, les canalicules plus étroits. Le tissu spongieux se résorbe beaucoup et disparaît en certaines places; il en résulte un amincissement considérable de l'os qui peut même devenir transparent.

On voit donc que si on ne tient compte que du développement du diploé, il semble que l'ostéomyélite doive se propager d'autant plus facilement que le sujet est plus jeune. Mais, cependant, nous voyons le processus ostéomyélitique survenir chez des sujets adultes et même chez des vieillards (obs. XIII, soixante-six ans).

C'est que d'autres facteurs interviennent qui doivent également entrer en ligne de compte.

Chez l'enfant, en effet, jusqu'à un certain âge, les os du crâne sont séparés les uns des autres par des espaces membraneux. Chez l'adulte, ces espaces disparaissent par suite du rapprochement des os du crâne et de l'engrènement de leurs bords pour constituer les sutures définitives, et même chez le vieillard il y a soudure complète et ankylose des différents os.

Ce sont là autant de conditions favorables à la diffusion de l'infection.

Le *réseau sanguin intra-osseux* joue également un rôle dans la propagation de ces lésions. D'après Larger, les cellules du diploé sont tapissées par une membrane amorphe et contiennent avec une grosse veine une artère très fine. Elles communiquent toutes entre elles et forment ainsi un réseau lacunaire veineux dont les canaux de Breschet sont les aboutissants. Ce réseau veineux est extrêmement abondant, il se moule sur les cavités diploïques, aussi peut-on dire que le sang veineux circule dans les cavités du diploé bien qu'il ne sorte pas du réseau veineux. Ces vaisseaux, étant situés dans les canaux de l'os dont la fine membrane intérieure forme en même temps la paroi, sont incapables de contraction et ont une lumière constamment béante. L'absence de valvules dans les canaux sanguins, leur sinuosité expliquent la tendance à la stase sanguine; le thrombus s'y forme avec la plus grande facilité.

Ces canaux de Breschet, qui collectent le sang du diploé, sont divisés en frontaux, pariétaux et occipitaux. Les frontaux se dirigent en bas vers le bord inférieur des arcades orbitaires; les pariétaux vers le canal sphéno-pariétal. Les occipitaux descendent vers le sinus latéral ou s'anastomosent avec le canal pariétal postérieur.

Ces canaux sont constants, mais présentent de grandes variétés individuelles. Très petits chez l'enfant, ils croissent directement avec l'âge. Chez lui, les canaux de chaque os sont indépendants de ceux de l'os voisin. Plus tard, et surtout dans la vieillesse, ils se prolongent à travers les sutures et finissent par ne plus former qu'un seul système.

Ces vaisseaux débouchent dans l'intérieur du crâne, dans les sinus de la dure-mère, et communiquent également au dehors avec les vaisseaux de la circulation tégumentaire par les émissaires mastoïdiennes temporale, frontale, etc.; il existe là de véritables voies de dérivation, et il est vraisemblable d'admettre que le réseau sanguin intra et extra-osseux joue un rôle dans la propagation de l'infection.

Laurens (voir obs. XIII) a rapporté une très belle observation d'ostéite cranienne avec thrombo-phlébite des veines du diploé d'origine otique.

Laurens, au cours d'une trépanation classique, reconnut, débouchant en arrière dans un foyer de cellules purulentes franchissant la suture pétro-occipitale, « une sorte de tunnel osseux se dirigeant en haut vers le vertex parcourant l'écaille, franchissant la suture temporale et cheminant sur une partie de l'os pariétal pour s'arrêter à 2 centimètres environ de la ligne médiane du crâne. » En disséquant la partie supérieure de ce canal osseux, Laurens vit nettement couchée dans ce canal une veine qui remplissait son calibre; son contenu était formé d'un caillot purulent par endroits. Il s'agissait d'une veine diploétique thrombosée. Dans ce canal osseux venaient s'aboucher une série d'orifices fistuleux siégeant entre les deux tables du crâne et laissant échapper du pus sous pression. En disséquant ces trajets, Laurens ouvrit de multiples diverticules osseux s'étendant dans toutes les directions et enleva une grande partie de la calotte externe de l'hémicrâne. Les parois de ces canaux formés par les deux tables de l'os interne et externe étaient frappées d'ostéite, s'effritant à la curette.

En somme, dit Laurens, « on avait nettement sous les yeux la réalisation clinique et anatomo-pathologique des belles planches qui dans les traités d'anatomie représentent les canaux veineux diploétiques. » L'étendue des lésions était telle que Laurens dut disséquer depuis le front jusqu'à l'occipital et depuis le vertex jusqu'à la base du crâne. La plupart des sutures avaient été franchies par la suppuration.

Il semble bien ici que c'est l'âge avancé et la disposition particulière des sutures se laissant traverser par les vaisseaux qui s'anastomosent entre eux et finissent par constituer chez le vieillard un vaste réseau qui couvre toute la voûte que l'on put incriminer comme cause principale de la diffusion de l'ostéomyélite.

D'après Schilling, si l'on observe consciencieusement son quatrième cas (voir obs. XVII), on trouve aussi là des éléments qui semblent indiquer une thrombose des veines du diploé. La marche de cette'affection se propageant en ostéomyélite des deux côtés du crâne, en avant, en haut et latéralement, semble ressortir d'une infection vasculaire. On sait, en effet, que les veines frontales s'étendent des deux côtés du sinus frontal en haut et latéralement. La destruction dans le cas rapporté avait déjà pénétré très avant dans le pariétal droit. Bientôt apparurent des phénomènes d'infection de l'oreille et de la mastoïde dont la rapidité peut s'expliquer par les veines temporales du diploé, la moyenne étant en rapport avec le sinus pétreux supérieur.

C'est la voie vasculaire qui explique aussi la propagation dans l'observation de Knapp (obs. VIII) où l'on constate une thrombose de la veine mastoïde coïncidant avec une thrombose du sinus. Dans celle-ci, l'ostéomyélite gagne du frontal à la région temporale droite, l'oreille droite et l'occipital.

Dans notre observation, étant donné l'âge de la malade, les foyers multiples constatés, il semble bien que la voie vasculaire ait contribué à propager les lésions.

Est-on en droit, se basant sur ces différents faits, d'exposer les lois qui président à l'extension et à la diffusion du processus? Nous ne le pensons pas.

Cependant, tout en tenant compte des variations individuelles, on peut arriver aux conclusions suivantes :

1° Chez les tout jeunes sujets, jusqu'à l'âge de huit ou dix ans, l'infection semble se faire de proche en proche, grâce à la richesse médullaire de l'élément diploétique de l'os;

2° Chez l'adulte et principalement chez le vieillard la voie vasculaire sanguine est le principal moyen de véhicule de l'infection;

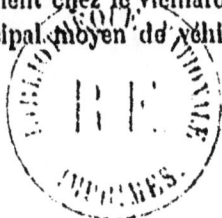

3° Le développement des foyers osseux isolés est lié à la phlébite par métastase, par une pathogénie analogue à celle des plaques isolées de méningite.

II. *Quelles sont les lésions osseuses que l'on constate dans l'ostéomyélite des os plats du crâne?* — Ce sont celles de l'ostéomyélite[1], en général, avec certains caractères un peu particuliers relevant de la structure de ces os. Au début, on note une *congestion intense* qui amène un afflux sanguin dans les vaisseaux et une augmentation des éléments de la moelle osseuse. Il se produit une multiplication leucocytaire considérable comme dans toute inflammation microbienne développée dans un tissu quelconque de l'économie.

Il en résulte une hyperémie du périoste pouvant aller jusqu'à la formation de foyers hémorragiques, en même temps qu'un œdème inflammatoire sous-périostique qui aboutit rapidement au décollement du périoste par la production d'un abcès sous-périosté sur les deux faces de l'os. L'abcès interne est extra-dural et siège entre le périoste interne, ou dure-mère, et l'os. La formation d'abcès externe ou sous-périosté et extra-dural serait tout à fait pathognomonique de l'ostéomyélite des os plats du crâne. Fischer a attiré l'attention sur un phénomène particulier qui rappelle ici le décollement épiphysaire des os longs, c'est ce qu'il appelle la « décomposition purulente des sutures ».

Le pus qui est dans ces abcès est épais, verdâtre, poisseux ; il renferme les microbes pathogènes, streptocoques, staphylocoques. Dans l'épaisseur de l'os lui-même se produisent de petits abcès intra-osseux aux dépens de l'élargissement des canaux de Havers et de la destruction des lamelles osseuses suivant le mécanisme de l'ostéite raréfiante.

Ce qu'il importe de bien connaître pour nous, ce sont les *lésions du début* qui nous permettront peut-être de diagnostiquer et de prévenir l'extension de cette ostéite. Le diploé

---

1. CORNIL et RANVIER, *Traité d'Histologie pathologique.*

est hyperémié et congestionné. Sa consistance est diminuée, il s'effrite au moindre effort de la curette. Il renferme bientôt dans son épaisseur de petites fongosités purulentes et des gouttelettes de pus.

Ensuite, il ne tarde pas à devenir grisâtre et à renfermer dans son épaisseur des parties mobiles qui sont des *séquestres*. Tout d'abord blancs, ils sont rapidement noirâtres, exhalant une odeur infecte. Ils sont généralement nombreux et peu volumineux. Ces séquestres peuvent rester inclus dans l'os plus ou moins longtemps ou s'éliminer laissant en leur place des fongosités. L'os présente bientôt un aspect tout particulier, il est comme *rongé* (obs. de Luc, Tilley, Claoué). Ces altérations frappent surtout la table externe de l'os et tout le diploé. La table interne est généralement moins altérée (obs. de Claoué, Laurens).

A côté de ces phénomènes de résorption osseuse ne tardent pas à paraître ceux de régénération osseuse. On voit surtout vers la surface périostique supérieure contiguë aux vieux os des surfaces osseuses nouvellement formées qui, à l'examen histologique, sont recouvertes par une rangée d'ostéoblastes.

Laurens a très bien observé dans deux cas la régénération osseuse. Dans un cas, chez un enfant de quatorze ans, malgré une brèche de 15 centimètres, il se fit une régénération complète de l'os au bout d'un an et demi, et Schilling a remarqué également la néoformation osseuse, dans un cas où la guérison était en bonne voie.

III. *Porte d'entrée des germes infectieux.* — Comment, partant d'une sinusite ou une mastoïdite, l'infection du diploé se fait-elle?

Quel est le point où se fait la greffe microbienne?

Elle a lieu suivant deux modes différents : ou bien directement par pénétration des germes dans l'épaisseur de l'os, ou par la voie des vaisseaux.

a) L'infection directe par continuité peut se produire dans deux conditions différentes : ou bien elle se fait pendant l'évolution même de la sinusite; ou bien le sinus ou la mastoïde ont été trépanés, et il s'agit d'une complication post-opératoire.

Pour ce qui est de l'infection d'*origine mastoïdienne*, les cellules dont la mastoïde est creusée semblent bien se prêter à la transmission de l'infection. Le diploé très abondant qui les sépare, l'isolement dans lequel se trouvent certains groupes cellulaires qui leur font donner le nom d'aberrants et dans lesquels la suppuration peut se cantonner sont autant de conditions qui favorisent le développement de l'ostéomyélite. L'observation de Georges Laurens, où au cours de l'opération il découvrit un groupe de cellules aberrantes franchissant la suture pétro-occipitale et qui furent le point de départ de l'ostéomyélite diffuse de tout le crâne, semble bien prouver le rôle de la rétention dans ces cellules (obs. XIII).

Il existe une zone à la face antérieure de la mastoïde où les canaux de Havers sont particulièrement larges, et cette zone est précisément la moitié externe de la paroi postérieure du conduit auditif et la portion voisine de la surface mastoïdienne correspondant à la face antérieure de l'antre. Cette constatation, Panzat l'avait faite sur une série de temporaux qu'il a disséqués et nous l'avons vérifié après lui. A l'œil nu, on voit dans cette région un pointillé du diploé noirâtre qui tranche absolument avec la face externe du temporal et de la mastoïde. C'est là un des points de départ le plus fréquent de l'infection de l'écaille.

La trépanation spontanée de la mastoïde dans le conduit, en particulier dans les deux cas que nous avons constatés (obs. I et III), semble prédisposer à l'ostéomyélite de l'écaille, par infection de ces cellules limitrophes du conduit qu'il est souvent difficile de cureter complètement à cause du voisinage dangereux du facial.

L'infection peut de l'oreille moyenne gagner directement les os plats voisins. Témoin l'observation de Grueling[1], dans

---

1. *Archiv. of otology*, 1894 (1 et 2), et *Annales de laryngologie*, 1895, p. 385.

laquelle il relate une otite avec carie du temporal, sans carie de l'apophyse mastoïde, quoique dans les prétendus cas d'ostéomyélite du temporal sans mastoïdite on soit autorisé à penser que la plupart du temps les lésions primitives guérissent, alors que continuent à évoluer les lésions osseuses à distance.

Lorsque la trépanation mastoïdienne a été faite, il reste une large surface cruentée diploétique qui s'infecte très facilement.

Le point de départ de l'infection des os plats dans la *sinusite frontale* se fait principalement au niveau de la paroi antérieure de ce sinus. Ordinairement compacte au niveau de l'arcade sourcilière, elle présente dans toute son étendue, et notamment au niveau de la bosse frontale moyenne, une épaisse couche de tissu spongieux. C'est elle qui saigne si abondamment lorsqu'on trépane la paroi antérieure du sinus. Les coupes que nous avons faites nous ont toujours montré l'abondance du tissu diploétique dans la paroi antérieure, principalement au niveau des points où elle rencontre les parois inférieures et postérieures.

Or, on sait que dans la trépanation frontale on s'arrête généralement au niveau de ces angles. On crée donc une surface osseuse cruentée, porte toute ouverte pour l'infection du diploé frontal.

Les petits sinus à paroi antérieure épaisse semblent plus prédisposés à la greffe infectieuse (obs. XXII).

Les parois orbitaires et cérébrales sont uniquement compactes et ne renferment presque pas de tissu spongieux.

La muqueuse qui tapisse les parois de la caisse, les cellules mastoïdiennes et le sinus frontal se confond par sa couche profonde avec le périoste sous-jacent et il n'existe en réalité qu'une seule membrane faisant fonction de muqueuse et de périoste. Il suffit donc d'une effraction légère de cette muqueuse pour que le diploé reçoive les germes de l'ostéomyélite.

b) Mais les vaisseaux semblent jouer un grand rôle dans le transport des germes infectieux à l'intérieur même du diploé.

On sait, et Zuckerkandl[1] l'a bien montré, que les veines de la muqueuse du sinus frontal sont en rapport intime avec celles de l'os. Cet auteur, faisant des injections dans le sinus longitudinal supérieur, est parvenu à remplir les veines de l'os frontal et une partie de celles de la muqueuse du sinus. La paroi antérieure, en particulier, est percée de nombreux orifices qui mettent en communication la circulation intra-osseuse et sous-cutanée. Cette vascularisation explique comment il peut se faire une infection directe de l'os sans grande altération de la muqueuse.

Hornes s'exprime ainsi au sujet de l'importance des petits vaisseaux à l'égard de l'oreille moyenne: « Le ramollissement rapide de l'os est favorisé par les communications multiples des vaisseaux de l'os et du diploé qui le traversent. »

Les lymphatiques jouent sans doute un grand rôle dans la propagation de l'infection. Ils n'ont pas encore été étudiés. Leur existence ne semble cependant pas douteuse, car ils existent partout où l'on rencontre un système veineux cana-liculé.

IV. *Extension des lésions.* — Une fois installées dans les os plats du crâne, les lésions ont la plus grande tendance à gagner de proche en proche.

L'extension peut se faire très rapidement en quelques jours, surtout chez les jeunes sujets (obs. XII), ou, au contraire, mettre des mois à évoluer. Elle peut atteindre successivement tous les os de la moitié du crâne et même dépasser la ligne médiane ou aller du frontal jusqu'à l'occi-pital (obs. de Knapp, obs. de Laurens, obs. personnelle).

Vers la base du crâne, la propagation est fréquente aux grandes ailes du sphénoïde au corps de cet os (obs. per-

1. E. ZUCKERKANDL, *Normal und pathologische Anatomie der Nasen...* (Wien et Leipzig).

sonnelle) et du côté du rocher. La propagation à cet os donne une gravité spéciale à l'affection, car elle est de ce côté difficile à limiter et elle devient très rapidement menaçante à cause du voisinage des gros vaisseaux (jugulaire, carotide, et du sinus).

Les lésions restent exceptionnellement cantonnées dans les os eux-mêmes. Les téguments sont enflammés, infiltrés, décollés par le pus. La *dure-mère* est toujours prise, elle est fongueuse, épaissie, granuleuse dans toute l'étendue des os malades. Si les lésions n'évoluent pas trop rapidement, il se produit des adhérences dans l'arachnoïde, et le cerveau est protégé contre l'encéphalite. Mais l'infection peut gagner la pie-mère et déterminer de là pachyméningite, la substance cérébrale et cérébelleuse, d'où la production d'abcès du cerveau et du cervelet.

Mais la complication anatomo-pathologique la plus fréquente que l'on observe, c'est la trombose des *sinus* (latéral, longitudinal, caverneux) (R. Botey). Ces sinus peuvent être thrombosés par inflammation du voisinage, déterminée par l'abcès extradural et les lésions de la dure-mère concomitante (exemple, obs. de Knapp, Morel). Mais il existe un autre mode d'infection : la thrombophlébite passe des veines du diploé déjà atteintes dans le sinus. Suivant Schilling, un pareil mode peut être incriminé dans son cas clinique de Fribourg-en-Brisgau. Dans ce cas, en effet, la partie osseuse emprisonnant le sinus paraissait saine à l'examen microscopique.

Du côté des *viscères*, on note les altérations qui sont celles de la septicopyohémie, en général.

Du côté du *foie*, de l'augmentation de volume avec dégénérescence amyloïde (obs. de Morel), la rate est également hypertrophiée.

Les poumons sont le siège de noyaux d'hépatisation et de broncho-pneumonie (obs. I, VII).

Symptomatologie.

Prenons comme type de notre description le cas le plus fréquent qui concerne un malade déjà opéré de sinusite ou de mastoïdite et chez qui l'ostéomyélite des os plats survient comme complication.

On peut observer deux modes de cette affection : ou bien elle est *limitée à quelques os du crâne*, ou elle est *diffuse*.

a) *Forme limitée*. — Un malade, trépané pour une mastoïdite, continue, malgré l'intervention, à avoir 38°,5, 39° de température. Il est mal en train. La plaie, lors du premier pansement, est couverte de pus et ne présente pas cet aspect saignant que l'on rencontre dans les opérations faites très complètement et où l'on a pu atteindre tous les foyers osseux malades. Les bords de la plaie sont épaissis et rougeâtres.

Bientôt peut apparaître à la partie supérieure une sorte de tuméfaction qui soulève la région temporale et siège immédiatement au-dessus de l'arcade zygomatique.

D'autres fois, c'est en arrière, dans la région de la nuque, qu'on note cet œdème et ce gonflement. Si l'on appuie sur cette région ainsi tuméfiée et envahie, on fait sourdre quelques gouttes de pus des téguments décollés.

Le stylet, insinué entre les bords de la plaie et l'os, gratte sur sa surface dénudée, soit vers le haut, soit en arrière, suivant le siège du foyer de propagation. Il n'y a pas à s'y tromper, l'on a affaire à de l'extension du processus de l'ostéite vers les régions temporales ou occipitales.

S'il s'agit d'une opération faite sur le sinus frontal, ou bien la réunion de la plaie frontale, d'abord complète et paraissant se faire par première intention, cède en un point, soulevée par une collection purulente; ou bien, ainsi que Luc l'a observé dans un cas, la plaie est complètement cicatrisée lorsque se manifeste vers le soir une légère élévation ther-

mique avec frissons, et au-dessus de l'une des bosses frontales, apparaît un gonflement avec sensibilité à la pression.

Si l'on fait sauter les points de suture, du pus s'écoule par
la plaie, et sous la peau décollée le stylet gratte sur de l'os
dénudé; du sinus frontal l'ostéite a gagné le diploé voisin.

Que l'on trépane et curette ce foyer, et les phénomènes se
limitent, la diffusion étant de suite arrêtée.'

Telle est la forme de l'affection la plus bénigne qui nous
occupe, limitée au frontal dans la sinusite frontale ou à
l'écaille du temporal ou la portion immédiatement voisine de
l'occipital si elle est partie de la mastoïde.

b) *Forme diffuse.* — Mais les choses sont loin de se passer
toujours ainsi, et la diffusion peut se faire très rapidement,
envahissant une partie de l'écaille cérébrale.

Les phénomènes généraux peuvent être dès le début très
marqués et passer même au premier plan.

Après une trépanation mastoïdienne ou sinusale, la fièvre,
qui était tombée, se rallume brusquement ou elle ne baisse
pas après l'intervention, comme on est en droit de l'attendre.
Des frissons secouent le malade. Le facies est tiré, gris
plombé, les lèvres sont sèches, la langue est rouge, sabur-
rale. La céphalée est très violente, autant et même plus
qu'avant l'opération. La douleur généralisée à la moitié ou
même à toute la tête. Tout cela commande une nouvelle
intervention. On réopère le malade en agrandissant la plaie
par de nouvelles incisions. La peau que l'on sectionne est
tuméfiée, infiltrée, renfermant dans son épaisseur des îlots
de suppuration. A l'aide de la pince-gouge, on résèque de
l'os friable des lamelles séquestrées qui tiennent à peine,
mêlées de fongosités. La curette enlève ce tissu comme avec
une cuillère, sans aucun effort. La dure-mère sous-jacente
est fongueuse, purulente. Quoi que l'on fasse pour opérer
largement, on atteint difficilement les limites de l'ostéite.
L'os est toujours épaissi, mou, rouge, vascularisé. Quelquefois, lorsqu'on peut dépasser le mal, la température baisse

définitivement, et, si la guérison survient, tous les symptômes disparaissent, la plaie se referme et guérit. Mais souvent aussi il ne s'agit là que d'une accalmie, et au premier pansement, le deuxième ou troisième jour, la plaie suppure, du gonflement se manifeste avec poussées fébriles. La cicatrisation ne se fait pas, le sphacèle peut encore s'étendre, la température remonte avec grandes oscillations. L'état général redevient rapidement mauvais. Une nouvelle intervention s'impose, que l'on essaie de faire beaucoup plus large encore que la précédente.

Le même tableau clinique peut ainsi se reproduire trois ou quatre fois à intervalles plus éloignés, et la guérison peut encore survenir (obs. de Laurens, de Luc).

Mais le plus souvent ces crises deviennent subintrantes, les accalmies moins manifestes, la douleur continue, le gonflement de la plaie persiste. Les symptômes locaux s'effacent de plus en plus devant les symptômes généraux, et l'organisme tout entier semble envahi par la suppuration. Ce sont dans les derniers stades des phénomènes de septicopyohémie avec intoxication profonde de l'organisme, frissons, sueurs profuses, délire, faciès terreux, fièvre rémittente à 39°, 40°, augmentation de volume du foie et de la rate. La terminaison fatale est proche et survient du fait de l'extension de cette septicopyohémie, à l'encéphale, aux sinus, aux poumons.

Tel est le tableau clinique de l'ostéomyélite développée après l'intervention. On peut le retrouver et le dépister dans certains cas avant toute opération, avec les mêmes caractères un peu moins nets cependant.

Il y a dans la forme diffuse certains symptômes qui présentent un aspect tout à fait particulier et sur lesquels nous voudrions insister. Gross avait bien vu le caractère de certains d'entre eux, lorsqu'il décrivait « la périostite des os du crâne » qui n'était en somme que l'ostéomyélite de ces os.

La *douleur* est diffuse, il est impossible pour le malade de préciser l'endroit où il souffre, tantôt le front et tantôt l'un des côtés de la tête. Cette céphalée subit généralement une période d'exacerbation le soir, comme toutes les douleurs osseuses. Elle trouble et empêche le sommeil et rien ne peut la calmer, ni les doses fortes d'opium ni tous les narcotiques. La douleur est généralement plus marquée au début de l'affection. Elle est cependant très variable. Dans le cas de Tilley (obs. VII) elle n'est apparue qu'à la fin. Elle peut même disparaître dans la suite (obs. de la Clin. de Fribourg, Luc), ou même manquer tout à fait (obs. XXIV). Le gonflement qui avoisine la plaie est mal limité. La peau est rouge à son niveau. La pression, aussi bien superficielle que profonde, n'est pas tolérée par le malade. L'œdème est mou et garde longtemps l'impression du doigt.

A la lecture des observations, il nous a paru que la stupeur et l'état typhoïde (Richardson, R. Botey) étaient pour ainsi dire la règle. Il existe dans les formes graves un état de subdélirium avec rêvasseries et somnolence. Très rarement on observe de l'agitation avec délire et des phénomènes ataxo-adynamiques.

La température, très élevée dès le début, présente de grandes oscillations avoisinant fréquemment 40°, elle ne tombe jamais à la normale dans l'intervalle des crises. Quelquefois elle présente une élévation très marquée avec faibles oscillations, tout comme dans la fièvre typhoïde. Les frissons se répètent à n'importe quelle heure de la journée, souvent plusieurs fois par jour.

Le faciès présente une grande altération ; les yeux sont cernés, battus. Les conjonctives sont jaunes (obs. XXI, obs. personnelle). Le teint est plombé, subictérique, avec pommettes plus colorées.

En somme, comme on le voit, l'ostéomyélite diffuse s'accompagne de phénomènes généraux, liés à une profonde intoxication de l'organisme. Il est bon de savoir aussi que

cette ostéomyélite peut s'installer d'une façon tout à fait insidieuse et sans aucun symptôme local (obs. XXIV). L'élévation de la température peut même manquer (obs. de
Thomson, XXIII).

Le facies seul est mauvais, les phénomènes d'intoxication
existent seuls.

Pronostic. Marche. Durée. Complications.

PRONOSTIC. — Le pronostic de l'ostéomyélite des os plats
du crâne varie considérablement suivant la forme que l'on
observe.

Dans *l'ostéomyélite circonscrite* à un seul os, le pronostic
est généralement *bénin*. Il peut se former plus ou moins loin
du foyer primitif, ainsi que nous l'avons vu à propos du
tableau clinique, un foyer ayant très peu de tendance à la
diffusion. De pareilles lésions évoluent pour ainsi dire sur
place et guérissent avec une intervention chirurgicale limitée.

Mais ce qui est tout à fait *grave*, c'est *l'ostéomyélite diffuse*,
et la plupart des cas que nous avons pu lire dans la littéra-
rature médicale, ceux réunis par Jaymes, Lannelongue,
Crampton, et où l'affection a été abandonnée à elle-même,
se sont terminés par la mort.

La structure intime des os du crâne, l'engrènement des
sutures, la circulation intra-osseuse qui les réunit, font que
tout semble disposé à la diffusion du processus. La barrière
la plus dure à atteindre et à franchir, c'est l'écaille du
temporal ou la partie du frontal constituant les bosses
frontales ; ces portions sont pauvres en diploé, mais il semble
que lorsque ces points sont dépassés, il n'y ait plus de limites
à la diffusion du pus. L'occipital et le pariétal, par leur
richesse en tissu spongieux, sont envahis par le pus avec la
plus grande facilité. Il n'y a pas ici la limitation que créent
les extrémités dans les os longs.

La gravité de cette complication tient encore des organes très délicats que recouvre la boîte cranienne, et tôt ou tard le malade sera emporté par une propagation aux méninges, aux sinus ou à l'encéphale.

Aussi, en relisant les observations des différents auteurs, on constate que si l'affection est abandonnée à elle-même, la mort est toujours la règle.

L'intervention semble cependant avoir beaucoup amélioré ce pronostic, depuis surtout que la trépanation des os du crâne a été instituée.

Une opération hâtive et large semblerait devoir limiter le processus, et cependant, parmi les ostéomyélites vraiment diffuses, beaucoup se sont, malgré les multiples interventions, terminées par la mort, celles de Knapp, 2 de Schilling, de Luc, Tilley, Morel, Claoué.

Seuls les 2 cas de Laurens, 1 de Luc, 2 de Richardson, et enfin le cas très remarquable de G. Laurens (obs. XIII), où la guérison a été obtenue après de multiples interventions sur l'écaille et le sinus et malgré un tableau méningitique des plus nets.

Dans le pronostic de l'opération, deux éléments entrent en considération : savoir si par elle on atteindra tout l'os malade, et savoir également quels sont les caractères principaux de l'os malade.

Il existe et il existera toujours des cas où pendant l'opération il est impossible d'atteindre les limites du mal, témoin le cas de Schilling (obs. XII) où l'ostéite en quelques jours a gagné toute la calotte cranienne. Dans ce cas, ainsi que le pense V. Bergmann, les chances de guérison sont et seront toujours très minimes.

La propagation vers la base, vers le rocher, semble assombrir beaucoup le pronostic. Lorsqu'en opérant sur la mastoïde on est obligé de laisser dans le fond de la plaie des foyers d'ostéite, noirâtres ou grisâtres, ainsi que nous avons été obligé de le faire chez une malade opérée par nous ces jours-ci, à l'Hôtel-

Dieu, par crainte de léser les gros vaisseaux, le facial ou le labyrinthe (obs. XVII), la diffusion se fera très facilement. Car s'il est possible de poursuivre les lésions et de réséquer les os largement du côté de la voûte, cela demeure impossible bien souvent du côté de la base (R. Botey[1], obs. XXV).

L'état microbien joue certainement un rôle dans la malignité plus ou moins grande de l'infection. Malheureusement, nous n'avons guère trouvé que cinq ou six cas où l'analyse microbienne a été faite. Le staphylocoque, microbe banal de l'ostéomyélite, donnerait plutôt naissance aux formes limites d'ostéite (cas de Luc, Laurens). Le pneumocoque est sans doute aussi bénin que dans les affections osseuses en général. Témoin le cas de Luc où, ayant à soigner une sinusite frontale à pneumocoque, celle-ci guérit spontanément. D'après Grunert[2], l'otite à pneumocoques est très bénigne ainsi qu'il résulte des observations bien prises de Léutert, Zaufal, Netter, Gradenigo. Le streptocoque imprime une allure plus grave aux ostéomyélites, et l'on sait combien ce microbe est fréquent dans les suppurations du sinus frontal.

C'est ainsi que, comme le dit très bien Luc, chez son premier malade à point de départ frontal et chez celui de Titley dont l'ostéomyélite se propagea avec une ténacité désespérante à la plus grande partie du crâne et finit par infecter l'endocrâne, l'examen du pus révéla la présence exclusive du streptocoque, tandis que chez son malade où il n'y eut qu'une infection sous-périostée à distance, il n'y avait que des staphylocoques dans le pus. Dans l'observation toute récente que nous a communiquée le Dr Claoué de sinusite avec ostéomyélite du frontal, il s'agissait également du streptocoque.

D'après Grunert, Leutert, l'otite à streptocoques est de toutes la plus grave, celle qui s'accompagne le plus volontiers de complications endocraniennes et autres.

L'état général du malade, l'albuminurie, le diabète, entrent

1. R. BOTEY, *Revue de laryngologie*, mars 1906.
2. GRUNERT, *Annales of laryngologie*, juin 1904.

pour une part dans l'assombrissement du pronostic. Mais aussi l'infection générale de l'organisme, la dyscrasie rénale hépatique, ne sont-elles pas plutôt l'effet de cette suppuration?

L'augmentation de volume du foie et de la rate peut être considérée comme d'un funeste pronostic.

MARCHE. — L'ostéomyélite a, ainsi que nous l'avons vu, une marche essentiellement *rémittente*. Elle évolue par poussées successives avec période d'accalmies, en particulier après chaque intervention. Celles-ci se rapprochent de plus en plus ou au contraire s'éloignent suivant l'issue de l'affection.

DURÉE. — A part l'observation de Schilling (obs. XII), où l'évolution s'est faite d'une façon véritablement foudroyante ne comptant que quelques jours, la *durée* des autres cas est de plusieurs mois, souvent même de toute une année.

Généralement, après une accalmie trompeuse qui suit une intervention, la température s'élève de nouveau, la peau s'œdématie, puis nouvelle accalmie et recrudescence. Au fur et à mesure, les périodes d'accalmie deviennent de plus en plus courtes et les crises ne tardent pas à devenir subintrantes jusqu'à la mort, qui survient du fait de l'extension de la septicopyohémie ou des complications.

COMPLICATIONS. — Étant donné ce que l'anatomie pathologique nous a enseigné au sujet de la progression de l'infection par continuité osseuse et par voie vasculaire, la participation de la dure-mère est pour ainsi dire un fait constant dans cette affection. La pachyméningite reste localisée pendant longtemps. Elle évolue sans donner lieu à de grands symptômes, comme du reste la pachyméningite de la convexité. Elle se généralise dans les stades ultimes de l'affection et s'accompagne des autres manifestations intra-cérébrales.

Le thrombose des sinus et principalement du sinus latéral et longitudinal existent dans cinq observations. Les sinus caverneux peuvent être pris lorsque l'infection gagne la base (R. Botey). Un abcès du cervelet (cas personnel) peut compliquer l'ostéomyélite.

Il est assez difficile aussi, parmi les complications qui surviennent au décours de l'ostéomyélite, de faire le départ de celles qui appartiennent à l'ostéomyélite proprement dite et à l'affection primitive auriculaire ou sinusale.

D'autre part, étant donné l'envahissement vasculaire des gros sinus veineux qui se manifestent très souvent à une phase avancée de cette affection, les phénomènes de septico-pyohémie avec embolie à distances métastatiques seront vraisemblablement dus à cette propagation aux gros vaisseaux.

Il se produit en effet des pneumonies et broncho-pneumonies dues aux embolies microbiennes avec parfois expectoration muco-purulente dont la fétidité peut rappeler celle de la plaie elle-même (cas personnel).

Diagnostic.

Il est en général facile de reconnaître un foyer d'ostéomyélite dans un os voisin des cavités frontales ou auriculaires. La douleur localisée en un point, réveillée par une pression profonde, l'œdème, l'abcédation, si les lésions sont plus avancées, font faire le diagnostic.

Mais ce qui est plus difficile, c'est de reconnaître d'une façon précoce la *forme diffuse* qui, avec son cortège de symptômes généraux primant souvent les symptômes locaux, peut faire errer le diagnostic.

Et d'abord, est-il possible, étant appelé auprès d'un malade qui souffre d'une sinusite frontale ou qui est atteint de mastoïdite, de reconnaître l'ostéomyélite diffuse des os plats? En un mot, est-il possible *avant l'intervention* de faire ce diagnostic?

Cela paraît possible si l'on étudie soigneusement les symptômes qui accompagnent la sinusite ou la mastoïdite : la douleur diffuse qui existe spontanément et est exagérée par la pression sur un ou plusieurs os du crâne, le gonflement très étendu et l'œdème du voisinage, des phénomènes généraux très marqués avec fièvre et grands frissons, un facies altéré, l'augmentation de volume du foie et de la rate, permettront de faire le diagnostic préopératoire.

Mais il y a bien des cas où la diffusion dans le diploé se fait d'une façon tout à fait insidieuse, témoin le cas de Luc où la plaie était cicatrisée au moment de l'apparition de l'ostéomyélite (obs. XXII). Ce n'est qu'au moment de l'intervention qu'on reconnaîtra cette complication.

Pendant l'opération, dans la sinusite fronto-ethmoïdale, la mastoïdite, il est bon d'être prévenu pour agir en conséquence et enrayer le plus rapidement possible le processus. Le gonflement des bords de la plaie qui se montrent épaissis et infiltrés, le décollement des téguments et la dénudation de la face externe de l'os sur lequel la sonde gratte sur une surface rugueuse, la section de l'os qui le montre épaissi et congestionné renfermant des gouttelettes de pus et même déjà quelques fongosités, la présence sur sa face interne d'une dure-mère épaisse et fongueuse et très souvent d'un abcès extra-dural, aideront à faire le diagnostic.

D'autres fois, c'est au cours de pansements *après l'intervention* que l'on observe les modifications auxquelles nous venons de faire allusion. La réapparition de la fièvre, l'œdème avoisinant, l'aspect fongueux et bourgeonnant de la plaie opératoire sont autant de signes qui indiquent que le processus est en train de s'étendre aux os voisins.

La *notion étiologique* permet de rapporter l'ostéomyélite à sa véritable cause sinusale ou mastoïdienne. Mais nous savons que celle-ci peut être ignorée du médecin ou du malade. N'est-il pas courant de voir des malades nous consulter pour des névralgies, un peu de prurit dans l'oreille, de la surdité,

alors que l'examen au spéculum fait découvrir du pus fétide
avec des lésions étendues de la caisse pouvant se réchauffer et
amener les plus graves complications. Les sinusites sont également très souvent latentes.

Lorsque la cause est méconnue, on peut la confondre avec
l'ostéomyélite primitive des os du crâne, qui peut atteindre les
os du crâne comme elle peut atteindre les os longs et les os
courts. L'ostéomyélite primitive présente cependant certains
caractères particuliers qui permettront de faire le diagnostic.
Elle ne survient que dans le jeune âge ; un refroidissement,
un traumatisme peuvent être invoqués comme causes princi-
pales. Les phénomènes généraux, typhoïdes ou adynamiques,
précèdent les phénomènes locaux. Elle se limite plus volontiers à un seul os du crâne. Elle évolue très rapidement. Sept
ou huit jours après le début des accidents, un abcès ouvre
laissant passer des gouttelettes huileuses, le stylet   au
fond de la plaie sur un os dénudé. La rapidité avec   quelle
l'os se nécrose est telle que certains auteurs désignent cette
affection sous le nom de nécrose aiguë des os du crâne (Pearson)[1]. Du reste, un foyer osseux apparaît souvent dans un
autre point (radius, cas de Gérard Marchant)[2] et permet de
se prononcer en faveur de la variété d'ostéomyélite. A notre
avis, cette ostéomyélite primitive doit être très rare et la
plupart des cas publiés se rattachent à une cause auriculaire
ou frontale.

Il nous semble difficile de confondre cette affection avec un
phlegmon simple du cuir chevelu, un *érysipèle* avec son bour-
relet rouge caractéristique.

L'*ostéite tuberculeuse* est une affection chronique subaiguë,
à multiples foyers atones trouant le crâne à l'emporte-pièce et
survenant chez les phtisiques pulmonaires avérés.

C'est encore l'absence de phénomènes généraux qui fera
faire le diagnostic avec la *syphilis des os du crâne*. La fièvre

---

1. PEARSON, *British medical Journal*, mars 1883.
2. *Traité de Chirurgie* de Duplay et Reclus, t. IV.

est en effet insignifiante, les multiples tumeurs, les foyers d'exostoses qui envahissent le crâne ont leur centre ramolli, leurs contours irréguliers. Les ulcérations spéciales arrondies et taillées à pic sont tout à fait typiques de la syphilis cranienne.

Traitement.

a) TRAITEMENT PRÉVENTIF. — Il semble possible, si l'on excepte toutefois les cas à marche foudroyante, de pouvoir prévenir l'ostéomyélite des os plats comme complication des otites ou des sinusites.

Dans toute intervention sur la mastoïde ou le sinus, il convient d'opérer aussi hâtivement que possible; dans deux cas que nous avons observés, il s'agissait de malades porteurs de mastoïdites qui évoluaient depuis plusieurs mois sans aucun soin médico-chirurgical approprié.

Les interventions insuffisantes, les simples incisions d'abcès en particulier dans la sinusite frontale (obs. XXI–XXII), laissant les lésions primitives évoluer, préparent, semble-t-il, cette complication.

Lorsque l'opération est entreprise, il convient de la faire aussi largement que possible, évidant complètement la mastoïde, poursuivant les cellules aberrantes. Quand il y a trépanation dans le conduit, il faut ouvrir les cellules infectées jusqu'au seuil de l'aditus. Car elles sont souvent, lorsqu'elles sont insuffisamment curetées, le point de départ d'ostéomyélite de l'écaille du temporal (voir *Anatomie pathologique*). Dans les sinusites frontales il faut cureter les prolongements sourciliers et orbitaires, véritable foyer d'infection, trépaner complètement l'ethmoïde, cause la plus fréquente des réinfections et de récidives.

Dans les polysinusites, on se méfiera des phénomènes de résorption septiques au niveau des foyers auxquels on ne touche pas. Et, en particulier dans les sinusites fronto-maxillaires, on ne doit pas agir isolément sur le maxillaire et créer un traumatisme qui peut réveiller la suppuration latente fronto-ethmoïdale. Si on ne peut opérer les deux cavités en même temps, on agira d'abord sur le frontal, mais autant que possible on opérera ces polysinusites en une seule séance.

Dans toutes les opérations de sinusites ou mastoïdites on ne laissera que des sections bien nettes en tissus osseux sains. Il faut prendre garde de ne point ruginer au delà de la section osseuse. Le décollement du périoste expose l'os à la dénutrition. Mal nourri avec son diploé ouvert à l'infection, il peut être le point de départ de l'ostéomyélite. Étant donné le rôle de l'inflammation sur la genèse de cette complication, il faut éviter autant que possible d'opérer un malade en poussée aiguë.

Puisque l'infection, après l'intervention, se produit au niveau de la tranche osseuse, il convient de désinfecter à fond celle-ci en la touchant avec la solution iodée ou l'eau oxygénée et de renouveler très souvent le pansement. Il importe surtout de prendre ces précautions quand l'état général est mauvais et qu'il y a albuminurie ou diabète. Les urines auront été examinées systématiquement avant l'opération.

b) TRAITEMENT CURATIF. — Lorsque cette redoutable complication est déclarée, il faut intervenir le plus largement possible. Il faut, après avoir taillé de grands lambeaux dans le cuir chevelu, réséquer le plus loin possible la paroi crânienne en dépassant les limites du mal et ne s'arrêter qu'à l'os sain que l'on reconnaît à sa consistance plus ferme. Dans cette résection, il est préférable d'employer la pince-gouge. On donne une commotion moins grande ainsi dans les os du crâne et on évite dans une certaine mesure la diffusion du processus en mobilisant les embolies microbiennes.

Il vaut mieux enlever quelques centimètres d'os en plus que d'être trop parcimonieux. L'os se répare du reste facilement, ainsi que l'a bien constaté Laurens dans ses deux cas.

Si la plaie continue à bourgeonner et si la température reste élevée, cela indique la présence de séquestres qu'il faut enlever le plus complètement possible. Les pansements humides doivent être renouvelés quotidiennement si la plaie est enflammée. Les grands bains de la plaie à l'eau oxygénée, les pulvérisations d'eau phéniquée à 1 o/o, sont tout à fait indiqués pour lutter contre l'inflammation et l'infection.

Mais il y a des cas où l'infection semble très difficile, impossible même à conjurer. Malgré les retouches et les opérations successives, on n'observe que des accalmies momentanées. La résection a beau être poussée le plus loin possible, la réinfection se fait d'une façon désespérante. Dans ce cas, les germes se propagent sans doute par voie vasculaire. L'étude approfondie de la pathogénie de cette diffusion nous amènera à imiter plus souvent la conduite de G. Laurens et Richardson (obs. XIII, XIX, XX) et à faire sauter une bonne partie de la lame externe de la voûte du crâne pour mettre à nu et cureter le réseau diploétique thrombosé.

La dure-mère également, avec ses vaisseaux qui s'anastomosent entre eux et avec ceux de l'os, suppure pour son propre compte et contribue à transporter les bactéries.

C'est dans ces cas désespérants que Schilling a proposé de tracer bien au delà du foyer malade des sortes de tranchées sur la voûte du crâne, comprenant tous les téguments et les os et former pour ainsi dire une barrière à l'envahissement du pus.

Mais il s'agit là encore d'un moyen insuffisant. La dure-mère, avec ses vaisseaux, pourra encore propager l'infection. En outre, n'est-il pas à supposer (Luc) que si l'on oppose une barrière à l'infection par la voûte, elle se retranche vers la base par le rocher et détermine l'ostéomyélite de cet os à forme rapidement mortelle?

Les complications (méningite, thrombo-phlébite des sinus, abcès encéphaliques) seront justiciables d'une thérapeutique appropriée sur laquelle nous ne devons pas insister.

L'ostéomyélite des os plats du crâne, principalement dans sa forme diffuse, mérite une grande place dans le chapitre des complications des sinusites et des otites.

Elle est très souvent l'étape intermédiaire vers les autres complications encéphaliques (trombo-phlébite, méningite, abcès du cerveau).

Primitive dans certains cas, elle est parfois une conséquence directe de l'acte opératoire lui-même et le chirurgien doit être prémuni contre elle.

Car s'il est facile de la prévenir, il est souvent très difficile de la guérir lorsqu'elle est déclarée.

OBSERVATIONS (résumées).

OBSERVATION I (personnelle, Archiv. de laryngol., nov. 1905).

La nommée L. M..., âgée de cinquante-quatre ans, habitant Laon, se présente à la consultation de Necker, en novembre 1902 ; elle se plaint de violentes douleurs dans la tête, consécutives, dit-elle, à un abcès de l'oreille.

La malade a l'air abattu, son faciès exprime la souffrance, les joues sont très colorées, mais les conjonctives sont jaunes ; elle semble être sous le coup d'une profonde intoxication. Notre attention est tout de suite attirée du côté de l'oreille par un écoulement de pus fétide, qui sort d'une façon continue du conduit auditif externe, et aussi par ce fait que le pavillon de l'oreille semble abaissé, décollé et tuméfié. L'examen de la région auriculaire révèle un gonflement généralisé, s'étendant en haut, dans toute la fosse temporale ; en bas, débordant la mastoïde, et, en arrière, rejoignant la ligne médiane à travers la fosse occipitale. Toute cette région est œdématiée ; la palpation est douloureuse dans toute la région postérieure à l'oreille. L'œdème garde facilement l'empreinte du doigt, mais nulle part on ne constate de fluctuation nette. La paroi postéro-supérieure du conduit est abaissée, la peau en est détruite. Le stylet gratte sur de l'os dénudé dans toute la partie correspondante ; le fond de l'oreille est bourgeonnant. En arrière, le massif du facial est nécrosé dans toute son étendue.

Cette suppuration de l'oreille, au dire de la malade, remonte à deux ans.

Depuis un mois, recrudescence des douleurs et de l'écoulement. La céphalée est très vive, empêchant tout sommeil.

L'état général est mauvais depuis cette époque, l'appétit presque nul, et l'amaigrissement notable.

La fièvre est modérée ; 38°5 le soir.

A aucun moment, il n'y a eu de frissons ni de vertiges.

Première opération le 12 décembre 1903. — Large incision rétro-auriculaire, qui mène sur de l'os nécrosé, carié, et issue de liquide sanieux très fétide. Trépanation mastoïdienne et évidement pétro-mastoïdien. Lésion d'ostéite très étendue. L'os est mou et friable et se laisse enlever très facilement à la simple curette tranchante. Évidement mastoïdien complet jusqu'à la pointe, qui est celluleuse et infiltrée par le pus. Le sinus est dénudé sur un centimètre. Sa paroi est saine et bat normalement. Le massif osseux du facial se désagrège sous l'action de la curette et de la pince-gouge, et le nerf se trouve mis à nu sur une grande partie de son trajet.

Les lésions osseuses s'étendent très loin en arrière, où nous empiétons sur l'occipital et le pariétal. Après l'intervention, la plaie, qui est très étendue et très profonde, est tamponnée de gaze iodoformée, d'une manière peu serrée pour ne pas comprimer le nerf facial mis à nu.

Température le soir de l'opération, 37°5.

Un peu de déviation des traits le soir même de l'opération. Le lendemain, paralysie faciale incomplète, qui va s'accentuant les jours suivants. La plaie, qui présentait assez bon aspect aussitôt l'opération, est maintenant fongueuse et bourgeonnante.

Malgré les pansements quotidiens et les bains prolongés d'eau oxygénée, les attouchements de chlorure de zinc, la suppuration est très abondante.

L'état général est mauvais ; albumine, 1,50.

Réopération le 5 mars 1903. — Curetage de fongosités de la plaie. Ablation d'esquilles très volumineuses, de séquestres vers la région postérieure et en haut, venant du pariétal, et en avant, venant des restes de l'écaille temporale, grande aile du sphénoïde et de l'arcade orbitaire du frontal. La voûte orbitaire elle-même est nécrosée et se détache par esquilles que l'on reconnaît à leur minceur et à leur forme toute spéciale. Le globe oculaire est mis à nu dans toute sa partie externe. En partant du sinus, on enlève une bonne moitié de l'occipital et on ouvre largement le foyer cervical. Dans la profondeur, on est forcément limité par les gros vaisseaux et les paquets vasculo-nerveux qui descendent vers le cou. Mais nous avons la conscience de laisser dans l'épaisseur du rocher des masses osseuses fongueuses ramollies.

Si, les premiers jours qui suivent cette large intervention, il semble qu'il y ait une légère amélioration, la suppuration ne tarde pas à reprendre le dessus. La plaie redevient sanieuse.

Huit jours après l'opération, nouvelle élimination de séquestre venant du rocher.

Spray phéniqué et deux bains d'eau oxygénée par jour.

Nouvelle intervention, le *16 mai 1903*, sous chloroforme. Curetage de la plaie; large incision en arrière et en haut, qui nous permet d'arriver sur l'occipital et le pariétal et d'enlever les os malades à la pince-gouge. Nous sommes amenés par les lésions à dépasser la ligne médiane en arrière, empiétant sur la moitié droite de l'occipital. La dure-mère sous-jacente est fongueuse, grisâtre, épaissie. Curetage de la fistule orbitaire. Ouverture d'un très gros phlegmon de la partie supérieure du cou. Dans la profondeur, le doigt arrive directement sur la carotide et les gros vaisseaux du cou.

Dans les jours qui suivent cette dernière intervention, la suppuration est extrêmement abondante, et le pansement est changé deux fois par jour.

Les vertiges, empêchant même la station assise, surviennent vers le *20 mai*, accompagnés de nausées et quelquefois de vomissements. On note l'exophtalmie de l'œil gauche, qui n'a pour ainsi dire plus de soutien osseux du côté de l'orbite.

Apparition de phénomènes broncho-pulmonaires avec expectoration sanio-purulente, dont la fétidité rappelle celle de la plaie, et la mort survient le *29 mai* dans la dynamie et même l'hypothermie, 35°8.

Autopsie. — Les vaisseaux des enveloppes, au niveau de la convexité, sont turgescents. Le cerveau se décortique facilement et la masse cérébrale œdémateuse s'affaisse sur la table d'autopsie.

Le liquide ventriculaire est abondant et de couleur louche. La dure-mère est fongueuse au niveau de la fosse temporale et au niveau de la base à gauche et de la tente du cervelet; elle est épaisse et mesure 2 à 1 centimètre. En coupant le cervelet, on découvre un abcès de la grosseur d'une amande, près du bord antérieur, juste en dehors du *flocculus*.

Quelques coups de ciseau sur le rocher, du côté gauche, amènent sa dislocation et font découvrir des foyers d'ostéite dans tous les sens : en arrière vers la fosse temporale, en dedans jusqu'au voisinage du sinus caverneux, en avant vers la fosse frontale. A ce niveau, la voûte orbitaire est détruite, et on note un foyer d'aspect gangréneux en contact avec le globe oculaire. Les nerfs moteurs de l'œil sont intacts.

Les poumons sont très adhérents aux deux bases, congestionnés. A la section, écoulement de pus crémeux, jaunâtre. Des deux côtés, foyers de broncho-pneumonie. Lésions plus marquées à droite.

Le cœur est de petit volume, sans lésions apparentes.

Obs. II. — La nommée S..., mécanicienne, âgée de trente-six ans, se présente le 11 mai 1904 à la consultation de l'Hôtel-Dieu, se plaignant de très vives douleurs dans tout le côté droit de la tête, empêchant tout sommeil. Cet état persiste depuis quatre mois. A cette époque, la malade a ressenti d'assez vives douleurs du côté de l'oreille. Sa surdité presque complète s'est manifestée tout aussitôt de ce côté. Un léger écoulement purulent est survenu, et les phénomènes douloureux ont paru s'amender et cesser même pendant trois ou quatre jours, puis bientôt les douleurs de tête reparurent à droite tout aussi vives et même plus étendues que la première fois.

Quand nous la voyons, le pavillon de l'oreille est un peu écarté et celle-ci regarde vers le bas; il existe en arrière une tuméfaction dont le maximum est plutôt au-dessus du pavillon.

A la palpation, la pointe de la mastoïde est facilement sentie, la peau est à peine œdémateuse à son niveau.

L'œdème est très net, garde l'empreinte du doigt un peu plus haut, et l'on perçoit de la fluctuation dans toute la région sus-auriculaire. La région antrale est douloureuse. La paroi supérieure du conduit est déprimée et refoulée en bas et en avant.

Opération le 13 mai 1904. — Incision rétro-auriculaire, remontant très haut, donne issue immédiatement à une cuiller de pus jaune, crémeux, venant d'une poche qui, dans la fosse temporale, soulève le muscle et le rejette en dehors. Lorsque ce pus est évacué, on sent très bien vers le haut l'os carié sur lequel les instruments grattent facilement.

Trépanation de l'antre, qui est trouvé très peu altéré. Évidement mastoïdien jusqu'à la pointe, qui ne nous fait constater que quelques cellules purulentes.

Nous reportant vers le haut, nous faisons sauter à la pince-gouge une partie de l'écaille temporale, qui nous apparaît, du reste, comme cariée, nécrosée sur 3 ou 4 centimètres. La dure-mère est fongueuse en plusieurs points, présente une coloration grisâtre en cet endroit. En un endroit, vers la partie postérieure de l'écaille du temporal, nous constatons la présence de quelques cellules purulentes. Nous enlevons à la pince-gouge grand environ comme une pièce de deux francs, et nous nous arrêtons lorsque nous pensons être arrivés à la limite de l'os malade.

Pansement à la gaze iodoformée. Pas de température les jours suivants. Céphalée disparue depuis l'acte opératoire. Premier pansement le sixième jour, puis pansements réguliers tous les deux jours. Au bout de trois semaines de pansement, devant la réapparition de douleurs du côté de la nuque, de l'aspect fongueux et bourgeonnant de la plaie, de la suppuration assez abondante de ce fait que le stylet introduit dans la plaie arrive en arrière sur de l'os dénudé, nous proposons à la malade une intervention complémentaire sous chloroforme.

Deuxième opération le 14 octobre 1904, sous chloroforme. Incision en se servant de la première ; puis, en suivant la fistule et pour la mieux découvrir, nous traçons une deuxième incision perpendiculaire à la première ; nous mettons de nouveau l'antre à découvert, sans trop chercher de ce côté, mais pour nous donner un point de repère. Nous portant en arrière en suivant le trajet fistuleux, guidé par notre stylet, nous arrivons sur un foyer d'ostéite qui semble couvrir la partie postérieure de l'écaille du temporal et empiéter sur l'occipital. Ablation la plus large possible des parties malades, à la c rette et à la pince-gouge. La dure-mère sous-jacente n'est point altérée. Nous cherchons dans toutes les directions s'il ne reste point de foyer malade, nous ne trouvons rien de particulier. Tamponnement. La plaie est laissée largement ouverte.

Pansement quotidien. Plaie marche régulièrement vers la guérison, qui se fait en trois semaines et qui s'est maintenue définitivement depuis. Mais la surdité persiste à peu près complète avec quelques bourdonnements du côté opéré.

Obs. III (personnelle). — *Ostéomyélite du temporal pariétal et de l'occipital consécutive à une mastoïdite.*

Il s'agit ici de mastoïdite à forme diffuse vers écaille du temporal et occipital.

Malade entrée à l'Hôtel-Dieu le *1er février 1906* pour une mastoïdite avec gonflement très étendu de l région temporale. Elle souffre de l'oreille depuis plus de six mois ; elle s'est présentée dans différentes consultations, et chaque fois on lui a démontré l'opération comme urgente, mais elle s'y est toujours obstinément refusée. La céphalée très vive, des vertiges l'ont décidée à entrer à l'hôpital.

Le conduit est sphacélé, détruit. Le pus qui en sort est épais, fétide. Le stylet gratte sur de l'os dér... dans le conduit, qui a été trépané spontanément. Le gonfl...ment remonte en haut jusqu'à la ligne médiane, et en arrière jusqu'à l'occipital; peu de température : 38°2, le soir.

Opération le 3 février. — Large incision des téguments empiétant sur la région temporale et incision postérieure perpendiculaire à la première, se dirigeant vers l'occipital. Phlegmon sous-cutané. Résection de la mastoïde et de la paroi postérieure du conduit (opération de Stacke). Massif facial nécrosé. Résection de l'écaille du temporal sur 4 centimètres et de portion de l'occipital en arrière. Os épais, rouge, grisâtre par points, fongueux, séquestré. Dure-mère fongueuse. Accalmie suit cette intervention. Cinq jours après premier pansement : plaie sanieuse purulente. Température, 38°5.

Au quatorzième jour, spontanément, paralysie faciale incomplète. État général mauvais. Température à oscillations, de 37° à 39°. Frissons.

Nouvelle intervention le 25 février. — Se servant des anciennes incisions, résection agrandie de l'occipital et curetage de la plaie dans la profondeur. Rocher est carié. Dans cette direction on est limité par la rencontre de gros vaisseaux.

Accalmie suit cette nouvelle intervention.

Pansement quotidien.

Température remonte le *10 mars.* Délire la nuit.

Apparition le *20 mars* d'une tuméfaction douloureuse vers le tiers interne du premier espace intercostal droit. Elle coïncide avec des douleurs cervicales assez vives sous la masse sterno-mastoïdienne gauche, mais sans gonflement ni œdème. Peut-être y a-t-il eu de ce côté une traînée lymphangitique à forme un peu insidieuse ou abcès métastatique. En tout cas, la tuméfaction ne tarde point à devenir fluctuante. Incision le *26 mars*, issue de petite quantité de pus épais mêlé au sang. Température normale.

10 avril. — Plaie se répare régulièrement [1].

Obs. IV (LANNELONGUE, thèse de Jaymes).

Enfant de quatorze ans, après rougeole gonflement de la région fronto-temporale gauche. Incision de région tuméfiée et issue de

1. Cette malade est encore en traitement.

quelques centimètres cubes de pus renfermant des gouttelettes huileuses. Douleurs de tête surviennent ensuite, et mort dans le coma.

Autopsie. — Lésions répandues à la moitié gauche du frontal. Méningite purulente. Frontal séparé par collection purulente à la fois du périoste et de la dure-mère. L'os présente entre les lames des gouttelettes de pus.

Il semble qu'ici il y ait eu sinusite frontale non diagnostiquée et nécrose du frontal consécutive.

Obs. V (Cas de Mensel, *in* thèse de Jaymes).

Étudiant de dix-neuf ans, après une fièvre typhoïde et dans la convalescence assez avancée, fait un abcès dans la région temporale droite. On l'ouvre et l'on constate que cette région est mortifiée.

Le 5 *octobre*, nouvelle incision et ablation d'un morceau du frontal. Le reste était sain. A l'angle antérieur et inférieur du temporal, on trouve une nécrose occupant la lamelle interne de l'os. Ablation d'une partie des grandes ailes du sphénoïde, et dans ce morceau on trouve une branche de l'artère méningée moyenne remplie de détritus et d'un caillot.

Huit jours après cette opération, issue de deux petites parcelles d'os séquestré, qui amenaient des symptômes menaçants; quinze jours après, la guérison est complète.

Obs. VI (Lannelongue, *in* Jaymes).

Enfant scrofuleux, depuis longtemps sujet à l'otorrhée. Mastoïdite avec gonflement à la partie supérieure du cou et à la base du crâne. Incision sans résultat. Mort dans le délire.

Autopsie. — Nécrose étendue à tout le temporal.

Obs. VII (H. Tilley). — Jeune fille souffrant de polypes du nez avec suppuration de la narine droite.

Première opération. — Sinus droit ouvert après incision sur la moitié interne du sourcil, et, comme la cloison intersinusale est perforée, on curette les deux sinus par la même brèche. Tous deux étaient remplis de pus et de fongosités. Élargissement du canal fronto-nasal droit et suture immédiate de la plaie après introduction d'un drain fronto-nasal. Injections antiseptiques ultérieurement par ce tube.

Dix jours plus tard, signes de rétention et réouverture spontanée de la plaie.

Deuxième opération. — Le sinus est réouvert et cureté; le canal fronto-nasal est élargi davantage que la première fois, et, dans cette même séance, le sinus gauche est également opéré. Suture immédiate après introduction de deux drains. Lavages quatre fois par jour par ces drains.

Huit jours après, formation d'un abcès sous-périosté à la partie inférieure et médiane du front. Il fut ouvert de suite. L'os est trouvé dénudé. Quatre jours plus tard, abcès semblable au-dessus de la bosse pariétale.

Les semaines suivantes, formations successives d'abcès pareils sur différents points du frontal et des pariétaux. Finalement, le cuir chevelu se montrait comme miné dans tous les sens par la suppuration. En outre, la table externe des os correspondants se nécrosa sur de vastes surfaces donnant lieu à des éliminations multiples de séquestres.

Comme ressource suprême contre cet envahissement ininterrompu, une incision du cuir chevelu fut pratiquée jusqu'à l'os, d'une oreille à l'autre; mais la suppuration continua de fuser par le diploé, et, après neuf mois de persistance des mêmes accidents, la malade finit par succomber à des phénomènes de septicémie chronique compliqués de symptômes pulmonaires. A part une dizaine de jours de fortes névralgies, l'évolution des accidents ostéo-myélitiques avait été exempte de toute douleur. On nota *in extremis* de la névrite optique. Le pus contenait des streptocoques très virulents.

A l'autopsie, nécrose étendue de la voûte cranienne. Table interne du frontal intacte. Dure-mère adhérente à cette voûte, qu'elle contribuait positivement à maintenir en place. A part ce détail, dure-mère intacte. Sinus longitudinal intact. Sillon sigmoïde des deux côtés plein de pus. Abcès cérébraux multiples. Cervelet et moelle intacts.

Des deux côtés, rochers nécrosés; abcès extra-dural sous le sommet des lobes temporo-sphénoïdaux. Pus autour des sinus caverneux, et abcès de l'hypophyse.

Vaste abcès autour de la trompe d'Eustache gauche et de l'artère carotide, communiquant avec un non moins vaste abcès pharyngien postéro-latéral. Évidemment, le pus avait pénétré sous la dure-mère, au niveau de la fissure pétro-squameuse; puis le tégument tympanique et les sillons sigmoïdes furent atteints, et il s'ensuivit une nécrose du rocher. L'antre mastoïdien et le sillon sigmoïde du côté gauche communiquaient par une vaste perforation.

Il y avait une pneumonie septique suppurée.

Obs. VIII (Professeur Konxen). — Fille de treize ans. Sinusite frontale aiguë ou réchauffée. Gonflement fronto-palpébral.

Opération. — Abcès sous-périosté, préfrontal. Ostéite de la corticale et du diploé jusqu'au cuir chevelu. Curetage du sinus frontal. La paroi profonde ne semble pas malade. Pourtant, un mois plus tard, la malade étant convalescente d'une pneumonie survenue dans l'intervalle, on découvre une nécrose de cette paroi, et, après ablation du séquestre, un abcès extra-dural au voisinage du sinus longitudinal antérieur. Consécutivement, chute de la fièvre. Ultérieurement, extraction d'autres petits séquestres. Guérison après apparition tardive d'une ostéo-myélite du radius.

Obs. IX (Georges Laurens). — Fille de quatorze ans (*Ann. des mal. du larynx*, juin 1902).

Dans le cours d'une sinusite frontale suppurée, abcès préfrontal sous-périosté et abcès extra-dural, s'étendant au delà du sinus longitudinal supérieur. Ablation non seulement de la table profonde du sinus, mais aussi d'une partie de l'os frontal sus-jacent au sinus. Consécutivement, le cerveau se trouva pendant plus d'un an recouvert uniquement par la dure-mère et les téguments, sur une étendue d'au moins 15 centimètres carrés. Ultérieurement, régénération complète de l'os.

Obs. X (Knapp, *Archiv. of otol.*, juin 1903).

Fille de vingt et un ans, présentant depuis cinq ans des polypes nasaux compliqués de suppuration nasale des deux côtés.

Première opération. — Ouverture du sinus frontal droit par son plancher. Il est trouvé rempli de pus et de fongosités. Grattage de la cavité sinusale et ouverture des cellules ethmoïdales. Consécutivement, fièvre et signes de sinusite frontale gauche et de rétention purulente.

Deuxième opération. — Le sinus gauche est ouvert à son tour par son plancher. Curetage de ce sinus et des cellules ethmoïdales après ouverture de l'apophyse montante du maxillaire supérieur. Vingt jours plus tard, gonflement au-devant du frontal droit et ouverture d'un abcès sous-périosté à ce niveau.

Huit jours plus tard, *troisième opération*. On ouvre deux abcès sous-périostés préfrontaux.

Vingt jours plus tard, ouverture d'un abcès sous-périosté à la région temporale droite.

Encore vingt jours plus tard, ouverture d'un abcès sous-périosté au voisinage de l'arcade orbitaire inférieure gauche.

Près d'un mois plus tard, *quatrième opération*. On enlève un vaste séquestre correspondant à la partie inférieure et antérieure du frontal, et sous lequel on trouve la dure-mère couverte de fongosités.

Température de 40°. Mauvais état général; douleurs dans l'oreille droite; infiltration sur le côté droit de l'occipital et à la partie supérieure de la nuque.

Cinquième opération. — Dénudation de la partie inférieure de l'occipital. Découverte de lésions considérables à la partie postérieure du rocher droit : thrombose de la veine mastoïdienne, fongosités dans l'antre mastoïdien, abcès autour du sinus sigmoïde, ce foyer communiquant avec le foyer temporal sus-mentionné. En ouvrant le sinus sigmoïde, on y trouve un caillot solide, qui est poursuivi jusqu'au voisinage du bulbe jugulaire. Celui-ci n'est pas ouvert. Lésion du facial. Ultérieurement, signes de phlébite jugulaire et de pyémie avec lésions pulmonaires. Mort.

A *l'autopsie*, thrombose sigmoïde s'étendant d'une part à la jugulaire, d'autre part, par le pressoir, aux sinus du côté opposé. Thrombose caverneuse. Leptoméningite.

Obs. XI (H. Luc). — Dans le cours d'une sinusite frontale chronique double qui avait toujours récidivé à la suite d'ouvertures répétées suivant la méthode Ogston-Luc, Luc avait fini par laisser le foyer largement ouvert. A un moment donné, apparition d'un premier abcès sous-périosté à la partie supérieure du front. L'os est trouvé dénudé et comme rongé au fond du foyer. Quinze jours plus tard, formation d'un second abcès, situé un peu plus haut. Mêmes constatations à l'ouverture.

Dix-sept jours plus tard, nouvel abcès semblable, mais cette fois en plein cuir chevelu.

Quatre jours après, apparition d'une monoplégie du membre inférieur gauche. Cette fois une collection s'était formée entre l'os pariétal droit et la dure-mère, au voisinage des centres corticaux moteurs des membres. Cette collection diagnostiquée fut découverte par une trépanation faite exactement à la région indiquée; mais il existait déjà de l'infection arachnoïdienne, et le malade succomba trois jours plus tard.

Le pus extra-dural renfermait des streptocoques.

Obs. XII (Clinique Fribourg-en-Brisgau). — Fillette, neuf mois. Après otite aiguë apparut rapidement un gonflement en arrière, au-dessus et en avant de l'oreille. Fièvre.

Opération. — Incision rétro-auriculaire prolongée en avant jusqu'à l'apophyse zygomatique; os dénudé, trouvé malade au niveau de l'écaille du temporal; puis dans l'interstice des deux lames de cette écaille et entre la dure-mère et l'os; antre ouvert à son tour; contenait aussi du pus. Pus envahit ensuite pariétal occipital en l'espace de cinq à six jours.

Mort par infection intra-crânienne sept jours après le début des accidents.

Obs. XIII (Georges LAURENS) [1]. — Femme de soixante-six ans, atteinte de mastoïdite en apparence banale.

Dans le cours d'une otorrhée durant depuis deux mois, gonflement mastoïdien et rétro-mastoïdien.

Opération. — Après ouverture de l'antre et trépanation classique, on trouve du pus dans les cellules osseuses situées en arrière du sinus sigmoïde et jusque dans l'occipital. La veine mastoïdienne, énorme, baignait dans le pus. Découverte dans l'écaille du temporal d'une sorte de tunnel plein de pus, contenant une veine thrombosée et se dirigeant en haut, au delà de la suture temporo-pariétale et s'arrêtant à 2 centimètres environ de la suture sagittale. En disséquant la partie supérieure de ce canal, Laurens vit, se moulant exactement sur lui, une veine qu'il incisa et qui n'était pas autre chose qu'une veine diploétique thrombosée. Dans ce tunnel, débouchaient d'autres canaux osseux contenant également du pus. Ablation de la plus grande partie de la lame externe de l'hémicrâne et découverte de nombreux canaux diploétiques semblables aux précédents et renfermant, outre du pus, des veines thrombosées ou purulentes. Laurens fut amené à enlever le pariétal, moitié de l'occipital et une partie du frontal.

Guérison presque complète au bout de trois mois.

Ultérieurement, mort par gastro-entérite.

Obs. XIV (Georges LAURENS). — Jeune fille. Rétention purulente dans le cours d'une otorrhée chronique. Signes cérébraux. Gonflement diffus de la fosse temporale.

Opération. — L'antre ouvert renfermait du pus; mais il existait, en outre, une carie prononcée de l'apophyse mastoïde et une collection extra-durale au-dessus du tegmen. Voyant du pus s'écouler d'une façon ininterrompue, venant de l'espace extra-dural temporal, Laurens tailla un grand lambeau cutané, à pédi-

1. *Comptes rendus du Congrès,* Paris, 1900.

cule inférieur, correspondant à l'écaille temporale, de façon à
découvrir cette dernière; puis trépana l'os au niveau de la suture
temporo-pariétale. Il vit alors du pus s'écouler : d'une part, du
diploé remplissant l'interstice des deux tables de l'os; d'autre part,
de l'espace extra-dural. Douze jours plus tard, signes de nécrose
de l'écaille, qui se détache. Finalement, guérison et régénération
de l'os en trois mois.

Obs. XV (D' Luc, *Ann. de laryngol.*, mai 1905). — Marie-Thérèse
Desr..., huit ans, présente, le 27 février 1905, les premières
manifestations d'une rougeole bientôt compliquée de broncho-
pneumonie.

Dans la nuit du *12* ou *13 mars*, fortes douleurs dans l'oreille
droite, en même temps que la température s'élève à près de 40°.
Le lendemain, écoulement de pus par l'oreille et détente.
La fièvre persistant les jours suivants, bien que l'on ne constate
à la région mastoïdienne ni sensibilité à la pression ni gonflement,
Luc l'agrandit considérablement.

Diminution consécutive, mais non suppression de la fièvre les
jours suivants, la température oscillant, du matin au soir, de 37°5
à 38°5 ou 39°.

Le *28 mars*, en même temps que la température s'élève à 39°5,
un gonflement douloureux se produit presque brusquement à la
région temporale, en avant du pavillon et au-dessus de l'arcade
zygomatique. Application de compresses chaudes humides sur la
région tuméfiée pendant deux jours. La température rectale est,
matin et soir, de 38°.

Le *30* au soir, elle s'élève à 38°6. En même temps, le gonflement
temporal augmente, très douloureux à la pression, et donnant au
palper la sensation de fluctuations. Toujours rien à la région
mastoïdienne.

Luc diagnostique un abcès sous-périosté de la fosse temporale
et propose une intervention, qui est acceptée.

Opération, le *31 mars*, sous le chloroforme.

Au lieu d'aborder l'abcès préauriculaire présumé directement,
Luc se décide à l'atteindre par une incision rétro-auriculaire prolongée au-dessus du pavillon; et, en effet, en décollant fortement
les parties molles de la surface osseuse avec une rugine mince, à
partir de l'extrémité antérieure de la plaie, jusque dans la fosse
temporale, en passant au-dessous de l'artère temporale superficielle, il arrive à rejoindre la collection purulente sous-périostée,
qui s'écoule de la partie antérieure et du fond de son incision.

4

Luc recherche l'antre mastoïdien, qui est à peine développé, représentant une simple dilatation de l'aditus. Aussi, ne l'atteint-il qu'à une grande profondeur, en passant entre la dure-mère et la paroi supérieure du conduit auditif. La muqueuse de cette cavité était gonflée et congestionnée, mais elle ne renfermait pas de pus; en revanche, il réussit à rejoindre, par cette voie, la caisse, dont le pus se trouve ainsi évacué en arrière. Alors, en vue d'assurer le drainage de l'abcès temporal, il glisse vers ce foyer, par la partie antérieure de son incision, une sonde cannelée, fortement courbée, dont il parvient à faire saillir la pointe sous le tégument, à environ 4 centimètres en avant du pavillon. Une contre-ouverture allant jusqu'à l'os est pratiquée à ce niveau, et un drain est passé de là jusque dans le fond et à l'extrémité antérieure de l'incision première. Celle-ci est suturée, sauf à sa partie inférieure, qui donne passage à un autre drain logé au fond de la brèche osseuse, en face de l'aditus.

Pansements humides renouvelés tous les jours. Suites de l'intervention très simples. La température, qui ne s'était élevée qu'à 37°8 le soir de l'opération, remonte le lendemain à 38°6; mais elle retombe ensuite aux environs de 37° et ne s'élève guère les jours suivants au-dessus de 37°5 le soir.

Le 2 avril, suppression du drain temporal.

8 avril. — Plaie temporale presque cicatrisée. Suppuration insignifiante par la plaie rétro-auriculaire, où le drain est encore maintenu. Suppuration tympanique également très diminuée. Excellent état général. Appétit très vif.

Obs. XVI (Broeckaert). — *Carie étendue du temporal avec phlegmon diffus du cuir chevelu (Gaz. hebom. de méd. et chir., 12 oct. 1899).*

Enfant de treize ans chez qui la tuméfaction fluctuante avait envahi toute la voûte crânienne jusqu'au-dessous des arcades orbitaires et s'étendait en arrière jusqu'à la partie inférieure de l'occipital. Tête était difforme, front très élargi, les paupières pouvaient à peine s'entr'ouvrir, circonférence précrânienne étant augmentée considérablement, contrastant avec la face amaigrie.

Opération. — Incision derrière l'oreille droite; issue d'un litre de pus fétide; autre incision à la tempe gauche. Le lendemain, ablation à la curette d'une grande partie de la mastoïde, noirâtre et spongieuse. Évidement. Nécrose de la paroi postérieure du conduit. Les racines de l'arcade zygomatique étaient cariées. Nouvelle incision à la tempe droite, au-devant de l'oreille; tout l'os

temporal était atteint d'inflammation diffuse, et un séquestre volumineux représentant une bonne partie de l'écaille du temporal.
Des fongosités tapissaient à ce niveau la dure-mère, qui fut mise
à nu. Examen de toute la voûte dont les téguments étaient
décollés. Curetage, tamponnement de gaze iodoformée. Guérison
rapide.

Obs. XVII (Polyclin. de Breslau).

Jeune fille de dix-sept ans, ayant, trois mois après les premiers
signes d'une suppuration nasale, un gonflement douloureux dans
la région des deux sinus frontaux.

Opération. — Os malade au niveau du sinus droit. Résection de
la paroi antérieure des deux sinus qui renferment du pus et des
fongosités. La paroi profonde du sinus droit est malade; sous elle
un abcès extra-dural. Résection osseuse jusqu'au cuir chevelu.

La fièvre tombe d'abord, puis reparaît dix jours plus tard,
expliquée par clapier purulent sous le bord gauche de la plaie.
Désinfection et tamponnement de ce clapier.

Après un nouvel intervalle de dix jours, nouvelle apparition de
la fièvre. Cette fois on découvre une fistule à la partie médiane et
supérieure de la plaie. Une incision à ce niveau découvre et évacue
un vaste abcès.

La fièvre et les douleurs persistant, une *deuxième opération* est
nécessaire.

Après écartement des bords de la plaie originelle, on trouve
une nécrose de la corticale gauche, du pus sous elle et une fistule
conduisant à un vaste abcès sous-périosté, en plein cuir chevelu,
du côté gauche. Cette collection est évacuée par un prolongement
de la plaie primitive en haut et à gauche. En prolongeant ensuite
la plaie à droite, on trouve également l'os malade, et, après résection, un vaste abcès extra-dural. Finalement, vaste résection de l'os
frontal. Le soir même de l'opération, découverte d'un abcès de la
cloison nasale.

Détente de quatorze jours. Au bout de ce délai, un nouvel abcès
sous-périosté à droite, puis autres abcès semblables à droite ou
au milieu du crâne pendant quatre semaines. A chaque ouverture d'abcès, l'os est trouvé nécrosé sous le périoste. En outre,
l'apparition de chacun de ces abcès est accompagnée d'une élévation fébrile.

Troisième opération. — Après la prolongation de l'incision primitive par deux incisions nouvelles divergentes, menées au loin,
en arrière, les pariétaux sont dénudés et trouvés nécrosés sur une

grande surface. Après l'ablation des séquestres, la dure-mère se
montre couverte de pus et fongueuse.

Après la détente de huit jours, une nouvelle élévation thermique suivie d'une poussée de nouveaux abcès sous-périostés de
plus en plus en arrière, puis de la formation et de l'ablation de
nouveaux séquestres. La voûte orbitaire droite se nécrose à son
tour. En même temps, température de 40°; céphalée générale.

Quatrième opération. — Incisions prolongées encore plus en
arrière. Nouveaux abcès vidés; nouveaux séquestres enlevés; nouvelles surfaces dure-mériennes trouvées couvertes de pus et de
fongosités.

Après légère détente, formation nouvelle d'abcès. L'état général
commence à décliner. L'ostéite gagne la partie postérieure des
temporaux.

Cinquième opération. — Sous un séquestre du pariétal droit, on
trouve une veine thrombosée.

Sixième opération (cette fois sous le bromure d'éthyle). — On
ouvre de nouveaux abcès pariétaux, et, six jours plus tard, on
extrait de nombreux séquestres des mêmes os.

Une semaine après, l'ostéite nécrosante envahit la paroi supérieure des conduits auditifs et l'occipital; et, quelques jours plus
tard, une surdité complète à droite indique le passage de l'infection dans le labyrinthe. Presque immédiatement après, premiers
signes d'une méningite qui emporte la malade.

A l'autopsie, on constate que la voûte cranienne est réduite à
quelques lames osseuses à demi nécrosées. Du temporal droit,
l'infection a gagné le rocher, et, suivant toute apparence, du labyrinthe la cavité arachnoïdienne.

.La durée totale des accidents ostéo-myélitiques a été de neuf mois.

Obs. XVIII (Mignon, *Complications des otites moyennes,* 1898.
Doin).—Observé en 1893. Homme de quarante ans, dont la région
temporale est trouvée en clapier purulent; la peau tremblotait au
toucher comme la paroi d'une outre à demi pleine de liquide. Il
y avait un œdème considérable de tout le côté gauche de la tête,
et quand on pressait sur la tempe, le pus sortait abondamment
par le conduit auditif externe. L'état général était des plus tristes:
depuis deux mois, le malade ne dormait plus, transpirait abondamment toutes les nuits et souffrait de douleurs qui lui faisaient
appeler la mort. Il avait perdu 40 livres de son poids.

Les douleurs et le gonflement temporal remontaient à deux
mois et étaient survenus pendant un écoulement d'oreille. Celui-ci

était le réveil d'une otite qui avait compliqué une atteinte d'in-
fluenza en 1901.

En même temps que la suppuration temporale, on pouvait constater un œdème phlegmoneux de la région sterno-mastoïdienne
supérieure embrassant la moitié latérale du cou et descendant à
quatre travers de doigt au-dessus de la clavicule.

On porta le diagnostic d'ostéite du temporal et on proposa l'ouverture des deux foyers purulents. Après avoir fendu verticalement
la région temporale, on sentit un séquestre libre dans la nappe
suppurée, et on enleva une aiguille osseuse de 2 centimètres de
longueur qui sembla être l'arcade zygomatique.

Le doigt parcourait une cavité antérieure qu'on sentait aisément
limitée par la gouttière rétro-malaire.

Le malade refuse une autre intervention du côté du cou et la
mort survient quelques jours après.

Obs. XIX (RICHARDSON, *Archiv. of otol.*, I, 1904). — Fille de
quatorze ans. Otite grippale; cinq jours après paracentèse,
apparition d'une mastoïdite. Sensibilité à la pression, non seulement au niveau de l'apophyse, mais aussi en arrière d'elle et sur
l'écaille temporale. État typhoïde.

Opération. — L'os dénudé se montre gris bleuâtre, friable, saignant facilement. Pas de pus dans les cellules mastoïdiennes, ni à
la pointe; mais pus dans l'antre.

Malgré large résection, persistance de la fièvre.

En changeant le pansement, apparition, sur la surface profonde
de la brèche osseuse, de nombreux points jaunâtres dus à un
suintement purulent venant du diploé.

Nouvelle opération. — Vaste résection de la totalité de la table
externe de l'écaille du temporal, et en arrière, jusque dans l'occipital.

Curetage de la table profonde. Sinus sigmoïde dénudé et ouvert
explorativement, mais sain.

Détente de tous les symptômes, puis convalescence seulement
troublée par un érysipèle.

Obs. XX (RICHARDSON, de Washington, *Amer. med. Assoc.*, juin
1900). — Homme de vingt-cinq ans. Mastoïdite aiguë, extension de
l'empâtement à toute la moitié correspondante du crâne. État
typhoïde.

Opération. — Large résection de l'écorce de l'apophyse, dont les
cellules suppurent sur une grande étendue.

Détente de cinq jours, puis frissons et recrudescence fébrile.

Abcès sous-mastoïdien ouvert; nouvelle détente; puis extension de la sensibilité à la pression aux régions temporo-pariétale et occipitale.

Constatation d'une zone indurée à la région temporale anté-rieure. En pressant celle-ci, on provoque l'issue du pus par le fond de la brèche mastoïdienne, pus venant de l'intervalle des lames du temporal.

Cet abcès osseux a provoqué la perforation spontanée de la table externe du temporal à sa partie antérieure, et, en introdui-sant un stylet dans cette perforation, on peut à volonté faire pénétrer l'instrument entre les deux tables de l'os, jusqu'à la bosse pariétale, de bas en haut, et, d'autre part, le faire ressortir en arrière par la brèche mastoïdienne.

Résection de la table externe du temporal et du pariétal, et grat-tage de la table profonde. Détente; dix jours plus tard, apparition, à la surface de l'occipital, d'un abcès sous-périosté, qui est évacué.

Sept jours plus tard, signes de thrombo-phlébite du sinus latéral, qui est ouvert; puis, développement d'une méningite qui emporte le malade.

Obs. XXI (Morel et Hubert, *Cas d'ostéomyélite envahissante du crâne d'origine fronto-sinusienne*, in *Tribune méd.*, 15 juillet 1905). — MM. Morel et Hubert relatent l'histoire pathologique d'un épileptique qu'ils ont opéré, puis autopsié, et qui présenta une série d'accidents, dont le terme ultime fut une méningo-encé-phalite.

En *août 1904*, le malade est amené en chirurgie avec les symp-tômes suivants : enchifrènement, maux de tête, gonflement très considérable de la paupière supérieure droite qui le défigure et lui obstrue complètement l'œil droit. Incision simple sur la partie la plus tuméfiée qui donne issue à grande quantité de pus mal lié, grumeleux, à la suite de laquelle survient une légère amélioration.

Il quitte l'hôpital quelques jours après, mais revient en *janvier 1905*, avec gonflement très intense non seulement de la région sourcilière, mais de la racine du nez et de la région fron-tale droite. Plans superficiels soulevés par nappe purulente.

Nouvelle opération le 2 *février 1905*. Après dénudation de la paroi antérieure du sinus frontal, on trouve un orifice de trépa-nation spontanée de ce sinus.

Le frontal, fongueux et désagrégé, ressemble, comme aspect,

à un morceau de bois pourri. Il s'effrite sous la curette. Ablation de la paroi antérieure en totalité. Curage de la cavité sinusale. Résection de l'os au delà du sinus sur 2 centimètres carrés. Curetage du canal sous-frontal.

A la suite de cette intervention, la température baisse.

Vingt jours après, nouvelles douleurs, nouvelle incision plus loin, dans un point tuméfié, au niveau de *la fosse temporale droite*. On trouve là un séquestre et un foyer qui n'a aucun rapport avec le foyer sus-orbitaire.

Le *17 mars*, nouvelles douleurs; température remonte; pas de point spécialement douloureux, pas de symptôme de réaction méningée, et cependant on pense à une méningite suppurée.

Puis, délire et agitation, et mort le *21 mars*.

Autopsie. — Os frontal nécrosé et friable se laisse facilement entamer par la curette. Pariétal et temporal droits sont également nécrosés dans la région de la suture temporo pariétale.

Une nappe de pus stagne entre la table interne de ces os et la dure-mère. Sur la dure-mère, on trouve les lésions banales de la méningite purulente.

Rien au cœur ni aux poumons.

Foie très augmenté de volume; dégénérescence amyloïde à la coupe. Rate non déformée et également augmentée de volume.

Obs. XXII (Luc, in *Ann. de laryngol.*, mai 1905). — Homme de trente ans, entre dans le service du professeur Reclus, à l'hôpital de la Charité, pour un gonflement fronto-palpébral du côté droit paraissant symptomatique d'une suppuration du sinus frontal.

A la fin du mois de décembre dernier, admis dans un service de médecine du même hôpital pour une forte céphalalgie diffuse, compliquée d'écoulement de pus par la fosse nasale droite; ces symptômes remontent à une huitaine de jours. Au commencement de janvier, un gonflement étant apparu sur la paupière droite, on lui fait successivement deux incisions : une le 5 et l'autre le 20 *janvier*, le gonflement ayant réapparu; chaque fois donne issue à une cuillerée à café de pus crémeux.

Le *2 février*, le D' Luc est appelé à l'examiner.

Gonflement fronto-palpébral, œdémateux, avec effacement du creux sous-orbitaire, et degré d'infection déjà marqué du tégument palpébral, qui est violacé; d'autre part, du pus crémeux dans le méat moyen de la fosse nasale du même côté.

Le rapprochement de ces deux constatations lui fait porter le diagnostic de sinusite frontale suppurée aiguë avec rétention.

Première incision, sous-sourcillère, horizontale, passant par la perforation spontanée de la peau palpébrale, et menée jusqu'à la racine du nez. De là, deuxième incision verticale, s'élevant sur la ligne médiane du front jusque près du cuir chevelu. Après rugination, Luc obtient un lambeau triangulaire, après relèvement duquel on découvre la moitié droite du frontal. Il existe là un vaste abcès sous-périosté, communiquant avec un gros foyer d'ostéite fongueuse ayant creusé une sorte de cavernule osseuse à environ 2 centimètres au-dessus de la moitié externe du sourcil. Du fond de cette cavité, on voit sourdre du pus sous pression provenant d'une collection extra-durale que Luc ouvre largement, mettant la dure-mère à nu sur une surface correspondant à peu près aux dimensions d'une pièce d'un franc. La membrane en question est fongueuse sur toute cette étendue.

Un gros drain est logé dans le foyer, en face de la dénudation de la dure-mère, et ressort par l'extrémité externe de la plaie sous-sourcillère qui est laissée en grande partie béante, tandis que les autres incisions sont immédiatement suturées. Pansement humide.

20 février. — Plaie presque complètement cicatrisée, sauf un petit bourgeon charnu là où sortait le drain. Mais, depuis trois jours, légère élévation thermique le soir. Apparition d'un gonflement avec sensibilité à la pression, immédiatement au-dessus de la bosse frontale droite.

23 février. — Après injection intra-cutanée de stovaïne, incision de la tuméfaction jusqu'à l'os; écoulement d'un peu de pus. Au fond de ce petit abcès sous-périosté, l'os, exploré au stylet, est senti non seulement dénudé, mais aussi comme creusé d'une petite cavité.

Un pansement humide est appliqué sur l'abcès ouvert après que les bords de l'incision ont été maintenus écartés au moyen d'une petite mèche également humide.

Pendant la semaine qui suit, fièvre nulle ou insignifiante le soir.

2 mars. — Céphalalgie diffuse; température rectale, 37°7 le soir.

Élévation thermique semblable, les soirs suivants, avec continuation de la céphalalgie; mais l'état général paraît satisfaisant.

5 mars. — Apparition d'un commencement de gonflement fronto-palpébral pareil à celui qui avait nécessité la première intervention.

6 mars. — Augmentation du gonflement, température rectale; 38°5 le soir.

Luc diagnostique une réinfection du foyer frontal avec rétention, sans soupçonner les graves lésions d'infection intra-cranienne qui vont être révélées à l'intervention du lendemain, le malade ayant conservé un état général en apparence satisfaisant et ne présentant pas le moindre symptôme d'altération de ses centres nerveux.

Seconde opération, 7 mars (reconnue urgente). — Chloroforme. Le cuir chevelu a été rasé sur son tiers antérieur, en prévision de la nécessité probable d'étendre dans cette direction les incisions opératoires.

Luc recommence par retracer à peu près les mêmes incisions que lors de sa première intervention. Après rugination, la surface du frontal droit, dénudée sur une grande étendue, paraît manifestement malade dans son ensemble : il est rouge, friable et des fongosités se sont reproduites à la surface de la dure-mère dénudée et aussi dans le canal fronto-nasal, qui a été insuffisamment élargi lors de la première opération et qui s'est obstrué depuis.

Il s'attache cette fois à réaliser une communication fronto-nasale aussi large que possible, détruisant à la curette les cellules ethmoïdales, non ouvertes la première fois et qui sont infiltrées de fongosités. Cette partie de l'opération terminée, le petit doigt peut facilement être introduit par la narine jusque dans le foyer frontal.

Cette fois, l'arcade orbitaire atteinte par l'ostéite est sacrifiée.

Ensuite, soupçonnant une infection de la surface externe de la dure-mère au delà de la surface primitivement dénudée, Luc se décide à étendre cette dénudation en proportion des lésions qui seront constatées, chemin faisant. A cet effet, l'incision sourcilière horizontale est prolongée en dehors, jusqu'à la région temporale, et l'incision frontale médiane jusqu'au bord supérieur de l'os frontal, en plein cuir chevelu, puis les bords de la brèche correspondant à la dénudation dure-mérienne sont attaqués avec une forte pince-gouge. On a doublé l'étendue primitivement dénudée, en la prolongeant de bas en haut, et aussi à droite et à gauche.

Plus loin, après une nouvelle extraction de copeaux osseux, on voit un flot de pus s'échapper, non plus de l'espace extra-dural, mais de dessous la dure-mère, à travers une perforation spontanée de cette membrane. Il s'en écoule bien deux cuillerées à soupe, et l'on a soin d'en recueillir plusieurs échantillons, en vue d'examen microbiologique. Quand les régions saines de la dure-mère ont été enfin atteintes, l'étendue dénudée de cette membrane peut bien être évaluée aux surfaces d'une pièce de 5 francs et d'une pièce de 2 francs juxtaposées. On doit faire remarquer que, pendant la première partie de cette vaste résection osseuse, l'os se montra manifestement altéré, rougeâtre, comme infiltré, ayant perdu sa consistance normale et se laissant entamer par la pince gouge avec la plus grande facilité, offrant, en outre, par places, dans son diploé, de petits îlots purulents. Ce ne fut que loin dans le cuir chevelu, au voisinage des régions saines de la dure-mère, que l'on retrouve son aspect et sa résistance physiologiques. La fistule dure-mérienne est élargie, dans la pensée que le pus écoulé à travers elle provient d'un abcès superficiel du cerveau ouvert spontanément; mais on ne découvre aucune fistule à la surface des circonvolutions sous-jacentes, ni de la cavité pathologique dans cette même région céré-brale, après l'avoir incisée superficiellement. Il semble donc indis-cutable que l'écoulement de pus provenait de la cavité arachnoï-dienne.

Après un nouveau et abondant lavage de la totalité du foyer, la surface dénudée de la dure-mère et celles des circonvolutions mises au jour au niveau de l'extrémité de l'incision dure-mérienne sont saupoudrées avec de l'iodoforme ; puis la vaste plaie opéra-toire est suturée, sauf à l'extrémité externe de sa portion horizon-tale sourcilière, qui laisse passer un énorme drain placé en face de la dure-mère dénudée et ouverte. Un autre drain, de mêmes dimensions, logé dans la partie inférieure du foyer, ressort par la narine, en passant par le canal fronto-nasal. Pansement humide.

Suites post-opératoires des plus simples : pendant la semaine suivante, la température rectale oscille du matin au soir entre 37°5 et 38°; dès le surlendemain, retour de l'appétit; et deux jours plus tard, le malade peut quitter son lit.

23 mars. — Le malade paraît définitivement entré en convales-cence ; depuis trois jours, sa fièvre est complètement tombée; la totalité de sa vaste plaie est solidement cicatrisée sauf à son extré-mité où il y avait le drain et qui ne fournit qu'un peu de pus.

L'examen du pus retiré de l'espace arachnoïdien y a révélé la présence exclusive du staphylocoque.

Obs. XXIII (Saint-Clair Thomson, *in Ann. de Laryngol.*, nov. 1905).

Femme de vingt-sept ans ayant une sinusite fronto-ethmoïdo-maxillaire bilatérale. L'opération de Caldwell-Luc fut pratiquée sur le sinus maxillaire gauche, et la malade quitta l'hôpital le 15 sep-tembre, avec l'intention de revenir plus tard pour la suite du trai-tement. Le jour même de sa sortie de l'hôpital, elle fut prise d'une douleur aiguë autour de l'œil gauche et dans la moitié gauche de la tête avec de l'épiphora et des gonflements des paupières.

Le 6 octobre 1899, elle vit un médecin qui fit une incision au-dessus de l'œil gauche, incision qui donna issue à du pus.

Réadmission le 15 octobre. Tumeur d'œil gauche avec fistule externe.

Le sinus frontal gauche fut ouvert par une incision portant sur le côté gauche du nez au niveau de la tuméfaction. Celle-ci fut trouvée remplie d'un tissu inflammatoire ramolli, sous lequel l'os frontal était dénudé. Le frontal fut attaqué à la gouge et le sinus fut trouvé bourré de fongosités.

Le canal fronto-nasal fut considérablement élargi et sa cavité fut agrandie. La plaie ne fut pas suturée et le pansement fut renouvelé chaque jour.

L'opération fut suivie d'une accalmie trompeuse. Il était évident que l'on assistait à l'extension du processus inflammatoire autour du frontal déjà ouvert et à l'extériorisation d'une infection subaiguë du sinus droit.

Le 16 novembre, nouvelle opération, incision verticale médiane de près de 6 centimètres, incision qui est réunie à la plaie opératoire du sinus frontal gauche, et une incision similaire est faite au niveau du sinus droit. Après rabattement des deux lambeaux triangulaires ainsi tracés, l'os frontal est trouvé carié sur un rayon de 4 centimètres à partir de la suture fronto-nasale. En enlevant tout cet os carié, le bord et une partie du toit de chaque orbite est enlevé, et comme une partie de la paroi postérieure du sinus frontal était dénudée, la dure-mère au niveau de l'orbite gauche fut mise à nu. Des fongosités polypoïdes furent enlevées du sinus frontal droit, et le tissu de granulations nouvelles du sinus gauche fut enlevé à la curette. Les canaux fronto-nasaux furent élargis par un large curetage des cellules ethmoïdales.

De nouveau survint une période de calme trompeur. Pendant toute une semaine tout alla bien, puis vint la douleur de la région temporale droite. L'incision donna issue à du pus et montra l'os à nu. Il y avait évidemment de l'infection avec rétention dans le labyrinthe ethmoïdal droit. Les cellules ethmoïdales droites furent donc de nouveau largement curetées à travers la plaie frontale, une partie de l'os planum étant réséquée.

Nouvelle semaine d'apparent bien-être. La température s'éleva à 39°7. La malade se plaignait de céphalée occipitale. Elle fut prise de délire nocturne, et pendant le jour elle devint triste et irritable.

Cependant, les plaies paraissaient belles; le drainage nasal était libre. Nulle part, il n'y avait ni douleur à la pression ni bouffissure.

Il apparaissait que le processus septique ne s'était pas contenté de traverser les os du crâne, mais qu'il devenait menaçant s'il n'avait pas déjà envahi les méninges. Une fois de plus, on tenta de mettre un terme à son envahissement.

Le 3 *décembre*, réouverture de l'incision verticale. Rabattement des lambeaux cutanés. Résection de l'os frontal nécrosé, sur un rayon de 4 à 5 centimètres à partir de la racine du nez. On eut ainsi non seulement une vue sur la paroi postérieure (cérébrale de chaque sinus), mais aussi se trouva mise à nu la dure-mère au niveau du sinus longitudinal supérieur. Résection de la cloison inter-sinusale et de la paroi orbitaire du sinus frontal; en sorte que le contenu de l'orbite vint en contact direct avec la dure-mère.

Aucune amélioration ne suivit cette dernière tentative, bien que la plaie parût belle, que la dure-mère bourgeonnât; les symptômes de leptoméningite augmentèrent, et, après neuf jours d'excitation, de délire, de convulsions épileptiformes, de torpeur, mort trois mois après ouverture du sinus gauche.

Pas d'autopsie.

Obs. XXIV (Claoué, de Bordeaux)[1]. — *Ostéomyélite cranienne envahissante consécutive à une sinusite fronto-maxillaire.*

Femme, quarante-quatre ans, a une sinusite maxillaire droite et porte une cheville alvéolaire depuis quatorze ans. Sinus frontaux, obscurité double. Pas de céphalée, mais crises d'asthme la nuit, mouche du pus, en crache. Santé générale bonne. Ni sucre ni albumine.

19 novembre 1905. — Caldwell-Luc sur le sinus droit. Muqueuse très congestionnée; à peine çà et là quelques fongosités. Il y avait surtout des lésions alvéolaires. Claoué ne put faire qu'en partie la suture buccale. Suites ordinaires; pas de température.

Vers le douzième jour, on voit s'accuser du gonflement et un peu de rougeur au niveau de la joue et du sillon naso-génien qui s'efface, le gonflement n'est nullement douloureux à la pression et à la percussion, il garde l'empreinte du doigt.

Puis, cinq ou six jours après, l'œdème atteint progressivement la paupière inférieure, la commissure interne, la racine du nez. Dans les jours qui suivent, on assiste à des alternatives de gonflement et de dégonflement. Un petit abcès lenticulaire vient pointer au milieu de la paupière inférieure, puis un autre abcès se forme un peu plus en dedans.

L'exploration au stylet, après incision, ne fait tomber sur aucune surface osseuse. La percussion frontale n'est pas douloureuse; pas de céphalée. Au méat moyen, très tuméfié, un peu de

1. Communication écrite du 3 avril 1906.

pus. Puis l'œdème atteint subitement la paupière supérieure, l'angle interne de l'œil reste tuméfié.

Nuits assez agitées. Température : 38° le soir, 37°5 le matin.

L'ensemble de ces phénomènes confirme l'existence d'une sinusite frontale réchauffée, qui, jusque-là, ne s'était traduite que par des signes douteux.

20 janvier 1906. — Opération sur sinus frontal droit. Incision de Killian et œil récliné. On trouve la face profonde de la peau lardacée; unguis forme un séquestre mobile; le sinus, de dimensions moyennes, est facilement cureté par son plancher enlevé; il est rempli de pus et de fongosités; en certains points, l'os se montre d'un blanc d'ivoire, dépouillé de muqueuse. La paroi cérébrale du sinus, la paroi frontale, la cloison intersinusienne paraissent saines. Résection de l'apophyse montante, qui est friable, et ethmoïdectomie. Suture immédiate. Drainage nasal.

Suites paraissent favorables, sauf léger ictère catarrhal. Température : entre 37° et 37°6.

Vers le vingtième jour, la température s'élève à 38°6 en même temps que s'accuse un gonflement palpébral qui, depuis trois ou quatre jours, avait commencé.

10 février 1906. — Nouvelle opération frontale par les mêmes incisions. On trouve, en outre des fongosités, l'arcade orbitaire envahie, la cloison intersinusienne perforée et conduisant dans le sinus gauche, qui renferme aussi du pus et des fongosités, une perforation de la partie supérieure de la cloison du nez. Toutes ces régions étaient saines lors de la première intervention. Drainage nasal. Suture immédiate.

Suites normales. Dégonflement total. Léger ictère. Température, 37° le matin, et 37°6 le soir jusqu'au dixième jour où elle atteint 38°2. A ce moment, se produit subitement un nouvel œdème de la paupière supérieure, puis, progressivement, de la face antérieure du front jusqu'à deux travers de doigt au-dessus de la bordure des cheveux, œdème mou non douloureux, et la température finissait par atteindre 39°8 le 27, et 40° le 27 et le 28. Une incision faite sur la région périfrontale laisse couler quelques gouttes de pus, mais on sent au fond l'os dénudé.

Malgré ces désordres, la malade se sentait très bien, n'éprouvait aucune douleur; à peine constatait-on un peu d'abattement qu'expliquait suffisamment la température élevée.

Une nouvelle intervention est décidée pour le lendemain 1er mars, car la température élevée indiquait l'existence d'un foyer purulent quelque part.

1er mars. — A trois heures du matin, crise épileptiforme généralisée. A dix heures, troisième opération frontale par incision horizontale au-devant du front. Nécrose de toute la paroi frontale des deux sinus. Curetage, et quoique les parois cérébrales parussent saines, nous les trépanons et mettons à nu la dure-mère qui bat. Pas d'abcès intra-dural.

Drainage externe.

2 mars. — Température, 38° le matin, 39°6 le soir. A deux heures, nouvelle crise caractérisée par contractions spasmodiques de la face et du membre supérieur gauche.

3 mars. — Température, 37° le matin, 38°8 le soir. Aux contractions a fait place un état parétique prédominant dans le territoire du facial inférieur, du membre supérieur, et un peu dans le membre inférieur. Abolition des réflexes rotuliens (Babinski, en flexion des deux côtés). La malade reconnaît son médecin, le nomme, déclare ne souffrir de rien. Cependant il y a une indifférence manifeste.

A la ponction lombaire : liquide en jet, polynucléaires très nets. Lymphocytose moyenne.

Le 5 *mars*, à dix heures du matin, *Nouvelle opération* pour ouvrir la collection purulente qui comprimait à droite les zones motrices. Large craniectomie et incision d'un vaste abcès intra-dural.

Température, 39°. Mort à deux heures du matin.

Examen du pus. — Le pus recueilli au niveau de l'abcès intra-dural a donné sur gélose et sur bouillon de très rares colonies de *streptocoques purs* qui ont cessé de s'accroître le troisième jour.

Autopsie. — Une bonne partie de la table externe du frontal est comme *rongée* à droite et à gauche, surtout à droite. Table interne intacte. En regardant l'os par transparence, on voit *une infiltration rosée,* diffuse, arborescente dans le diploé ; elle est surtout prononcée à droite.

Le sinus longitudinal renferme *un thrombos suppuré.* Une partie de l'hémisphère gauche, les deux tiers postérieurs de l'hémisphère droit sont recouverts d'une nappe purulente, plus spécialement collectée au niveau des zones motrices. Pas d'abcès intra-dural, pas d'abcès cérébral.

Obs. XXV. — *Ostéomyélite diffuse des os du crâne avec thrombophlébite des deux sinus caverneux* (R. Botey, in *Rev. hebdom. de laryngol.;* mars 1906).

Malade de trente-trois ans, a eu, il y a dix ans, une otite avec écoulement purulent de *l'oreille droite,* qui dura quatorze mois.

Reprise d'otite il y a trois mois, en *septembre 1905*, après refroidissement, avec céphalée, frissons, inappétence, vomissements. Paracentèse, qui donne accalmie de trois semaines.

Tous les symptômes douloureux reprennent *fin novembre*.

M. R. Botey voit le malade le *4 décembre 1905*. Il se plaint de douleurs qui, depuis l'oreille, prennent tout le côté droit de la tête. Pas de frissons ni vomissements. Malade est taciturne et a l'air distrait. Pas de Kernig. Nystagmus horizontal. Mastoïde douloureuse surtout à la base et peu tuméfiée.

11 décembre. — L'infiltration rétro-auriculaire a augmenté énormément et s'étend vers l'occipital; fréquentes nausées. Nystagmus. Température, 38°4. Pouls, 92.

Opération. — Sous la peau, on trouve une grande quantité de pus fétide et rosé provenant du périoste de la mastoïde et d'os occipital affecté d'ostéomyélite aiguë envahissante. Cholestéatome de l'antre. Peu de chose dans la caisse. Dénudation du sinus et de la jugulaire.

Malgré l'opération, température reste à 38°-39°. Suppuration de la plaie est abondante. Ostéite d'occipital. Dure-mère fongueuse. Somnolence. Les jours suivants, on constate de l'œdème de la paupière supérieure gauche et de l'exophtalmie de ce côté.

Nouvelle intervention cinq jours après la première: agrandissement de la brèche osseuse en arrière, vers l'occipital, et fosse cérébrale moyenne. Ponctions des sinus et de la jugulaire ramènent du sang liquide. Ponctions dans la substance cérébrale, le lobule temporo-sphénoïdal et le cervelet ne donnent rien.

La fièvre et la somnolence persistant, nouvelle opération deux jours après celle-ci: agrandissement en arrière de plaie opératoire, incision de la dure-mère du cervelet et drainage de la cavité arachnoïdienne.

Les jours suivants, exorbitis augmente, atteignant cette fois les deux côtés, indiquant de la thrombose des deux sinus caverneux. Mort le surlendemain dans le coma.

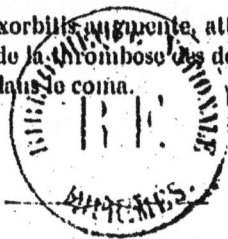

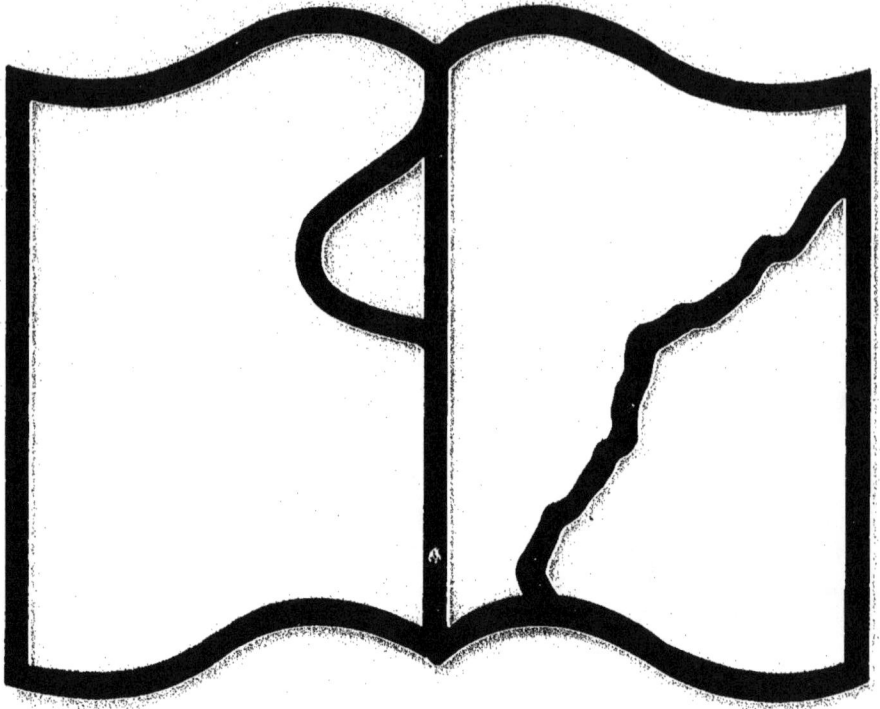

Texte détérioré — reliure défectueuse

NF Z 43-120-11

www.ingramcontent.com/pod-product-compliance
Lightning Source LLC
Chambersburg PA
CBHW070812210326
41520CB00011B/1929